ER・ICU
100の don'ts
明日からやめる医療ケア

●総編集
志馬伸朗
●編集
小尾口邦彦
江木　盛時
石丸　裕康
大下慎一郎

中外医学社

■執筆者（執筆順）

田中 寛大	天理よろづ相談所病院脳卒中センター・神経内科
石丸 裕康	天理よろづ相談所病院総合診療教育部/救急診療部/副部長
渡邉 宏樹	福井県立病院救急救命センター副医長
小尾口 邦彦	大津市民病院救急診療科・集中治療部部長
福島 正大	天理よろづ相談所病院小児科
井上 信明	国際医療研究センター国際医療協力局人材開発部研修課
蒲池 正顕	大津市民病院救急診療科・集中治療部医長
濱中 訓生	京都医療センター放射線科/救命救急センター
志馬 伸朗	広島大学大学院医歯薬保健学研究院応用生命科学部門医学分野救急集中治療医学教授
江木 盛時	神戸大学医学部附属病院麻酔科
吉田 浩輔	恩賜財団済生会横浜東部病院救急科
宮﨑 勇輔	大津市民病院救急診療科・集中治療部
加藤 之紀	大津市民病院救急診療科・集中治療部副医長
青山 紘希	大津市民病院外科
浜崎 幹久	京都民医連中央病院総合内科

オカンが, "あかん"!?

　医師による診療行為とは，医師の有する専門特性（知識，経験，技術）を駆使して，疾病や損傷を被った患者さんの回復の手助けをしたり，発症や悪化を防いだりすることである．

　しかし，専門特性の確立と維持の道は容易でない．知るべき知識は増え続け，新規器材や機器を使いこなす技術革新は予断を許さない．そんな中で，易きに流れる傾向を甘受することは，そう難しいものではない．

　易き，とは，いわゆる"ルチーン"，や"言い伝え"，を，現場の流れや上級医師の指令に抗うことなく，妄信的に，熟考せず，適用することである．問題は，この内容が，適切な診療行為と良好な患者転帰に真に結びつくものであるか否かである．

　はたして医療界に存在する種々のルチーンは，最新の臨床的エビデンスをもとに，益と害の双方が客観的に評価され，さらには患者や医療従事者の負担，医療経済への影響も加味して適切なものと確認されたものなのだろうか？　そんな問いかけがいま必要ではないかと考えた．

　"いつもこうしている"事項を見直してみよう．オカンに見つかったら，ほんまは"あかん"って，叱られそうなことがないか，もう一度確かめてみよう．そして可能であれば，実践を変えてみよう．本書が，その様な行動変容の1つのきっかけになればありがたい．

　2016年晩夏と呼べる10月に，台風接近から時速250kmで逃げるのぞみにて

　　　　　　　　　　　　　　　　　　　　　　　　　　　　志馬伸朗

目 次

× ちょっとあかん　×× かなりあかん　××× めっちゃあかん

I　ER 診断

× ❶ 低リスクの軽症頭部外傷患者に対する頭部 CT
　　……………………………………………〈田中寛大　石丸裕康〉　1
× ❷ 合併症のない頭痛患者に対する画像診断…〈田中貴大　石丸裕康〉　4
×× ❸ 意識障害の診療ですぐに CT を撮像する…〈田中寛大　石丸裕康〉　7
× ❹ 失神患者への安易な画像診断と帰宅指示〈渡邉宏樹　小尾口邦彦〉　10
× ❺ 単純型熱性けいれんに対する頭部画像診断
　　………………………………〈福島正大　井上信明　石丸裕康〉　15
×× ❻ めまいを安易に Ménière 病や末梢性めまいと診断する
　　……………………………………………〈田中寛大　石丸裕康〉　17
× ❼ 検査前確率の低い患者での肺塞栓画像診断………〈石丸裕康〉　20
× ❽ 下痢＝胃腸炎と診断する………………〈渡邉宏樹　小尾口邦彦〉　22
× ❾ 小児の虫垂炎疑いに対する腹部超音波検査を先行させない
　　CT 検査 ……………………〈福島正大　井上信明　石丸裕康〉　24
× ❿ 非特異的急性腰痛で，赤旗徴候のない患者に対する画像診断
　　……………………………………………………〈石丸裕康〉　27
×× ⓫ 妊娠はありえません，をうのみにする…〈渡邉宏樹　小尾口邦彦〉　29
　×★ COLUMN ① DNAR と「なにもしない」ことは同一ではない
　　……………………………………………〈田中寛大　石丸裕康〉　31

II　ER 治療

× ❶ 腹痛に対する安易なブスコパン使用………………〈石丸裕康〉　33
×× ❷ アルコール依存症患者への安易な帰宅判断/アルコール依存症や
　　原因不明の代謝性アシドーシスに対してビタミン B_1 投与を忘れる
　　……………………………………〈蒲池正顕　小尾口邦彦〉　35
× ❸ 薬物大量内服時の胃洗浄………………〈渡邉宏樹　小尾口邦彦〉　38

×❹4歳未満の小児に対する感冒対症療法
　　　………………〈福島正大　井上信明　石丸裕康〉 40
×❺熱性けいれんに対する安易な解熱薬投与
　　　………………〈福島正大　井上信明　石丸裕康〉 43

Ⅲ　ICU 基本的管理

×❶収縮期のみの血圧評価……………………〈濱中訓生　志馬伸朗〉 45
××❷バイタルサインとしての呼吸数をみない…〈濱中訓生　志馬伸朗〉 48
××❸発熱に対するルーチンの解熱指示…………………〈江木盛時〉 50
××❹低体温を気にしない……………………………………〈江木盛時〉 52
×❺ICU での毎日の採血　………………………………〈石丸裕康〉 54
×❻ICU におけるルーチン X 線写真　…………〈濱中訓生　志馬伸朗〉 56
×❼術後 48 時間以内の患者に対する fever workup　……〈志馬伸朗〉 58
×❽安定した自己排尿可能な患者に対する 3 日を超える
　　膀胱留置カテーテル使用………………………………〈石丸裕康〉 60
×❾人工呼吸中患者に対する肺炎予防目的での機械的口腔ケア
　　………………………………………………………〈志馬伸朗〉 62
×❿ポビドンヨードによる創部，体腔の消毒…〈吉田浩輔　志馬伸朗〉 64
×⓫ゲンタマイシン軟膏による創感染予防……〈吉田浩輔　志馬伸朗〉 66
×⓬ドレーン排液の培養……………………………〈吉田浩輔　志馬伸朗〉 68
×⓭観血的動脈圧測定の加圧バッグ液中のヘパリン添加
　　………………………………………………〈吉田浩輔　志馬伸朗〉 70
×⓮静脈血液ガス分析での乳酸値評価…………〈吉田浩輔　志馬伸朗〉 72
×××⓯動脈ラインを素手で挿入する…………………………〈志馬伸朗〉 73

Ⅳ　呼吸

×××❶挿管時の肩枕……………………………………………〈志馬伸朗〉 75
××❷呼気 CO_2 検出のみにより食道挿管を否定する
　　………………………………………………〈蒲池正顕　小尾口邦彦〉 77
××❸胸部 X 線写真のみで気胸を除外診断する〈宮﨑勇輔　小尾口邦彦〉 79
××❹両側肺野の透過性低下を即 ARDS と診断し治療する
　　………………………………………………〈宮﨑勇輔　小尾口邦彦〉 84

××⑤呼吸性アルカローシスを放置する………………………………〈江木盛時〉 88
××⑥ pH7.2 以上での重炭酸使用 ……………………………………〈石丸裕康〉 90
　×⑦呼吸パターンの増悪にも かかわらず「SpO_2 が良好だから」
　　　といって人工呼吸を行わない……………〈宮﨑勇輔　小尾口邦彦〉 91
××⑧ SpO_2 を 100％で管理する ………………〈宮﨑勇輔　小尾口邦彦〉 94
××⑨動脈血二酸化炭素分圧の正常化を目的とした人工呼吸設定
　　　………………………………………………………………〈江木盛時〉 97
××⑩ auto PEEP を発生させる頻呼吸を許容する …………〈江木盛時〉 99
　×⑪蛇管に貯留した水をチャンバーに戻す…………………〈江木盛時〉101
　×⑫人工呼吸管理下患者の深い鎮静………………………………〈石丸裕康〉103
　×⑬血液ガスが良好という所見のみで抜管を試みる………〈江木盛時〉106
　×⑭回路リークを気にするあまり NPPV マスクフィッティングを
　　　強くしすぎる…………………………………〈宮﨑勇輔　小尾口邦彦〉108
　×⑮ NPPV 開始後，改善傾向がないのに NPPV を継続する
　　　……………………………………………〈宮﨑勇輔　小尾口邦彦〉112
××⑯気胸や胸水の急速吸引…………………………………………〈江木盛時〉115

V　循環

　×❶乳酸値高値を許容する……………………………………………〈江木盛時〉118
　×❷肺動脈カテーテルの使用…………………………〈濱中訓生　志馬伸朗〉119
　×❸心臓がよく動いているので心不全でないと評価する
　　　………………………………………………〈加藤之紀　小尾口邦彦〉121
　×❹ CVP を指標とした輸液療法 …………………………………〈江木盛時〉123
　×❺体液量評価を絶対視する……………………〈加藤之紀　小尾口邦彦〉125
　×❻循環管理の際に末梢温度を気にしない………………………〈江木盛時〉128
　×❼ショック患者に 22G や 24G 留置針による末梢血管路を確保する
　　　………………………………………………〈加藤之紀　小尾口邦彦〉129
××❽血圧低下に対する第 1 選択としてドパミンを用いる …〈江木盛時〉131

VI　神経

　×❶意識障害のない頭部外傷患者でのルーチンフォロー CT
　　　……………………………………………〈田中寛大　石丸裕康〉133

×❷意識障害，失神，麻痺患者において急性大動脈解離を意識しない
……………………………〈加藤之紀　小尾口邦彦〉136
×❸くも膜下出血を安易に除外する…………〈加藤之紀　小尾口邦彦〉139
××❹活動型せん妄の患者をICU症候群としてICUを退室させる
…………………………………………………〈江木盛時〉141
×★COLUMN ② 不眠やせん妄に対するベンゾジアゼピン系
薬物治療 ……………〈青山紘希　小尾口邦彦〉143
×★COLUMN ③ 離脱せん妄を除外せずにせん妄を薬物治療する
………………………………〈青山紘希　小尾口邦彦〉146

Ⅶ 感染/敗血症

××❶ポビドンヨードによるカテーテル挿入部の消毒
……………………………〈吉田浩輔　志馬伸朗〉148
××★COLUMN ④ 血液培養採取時のポビドンヨードによる
皮膚消毒 ……………〈吉田浩輔　志馬伸朗〉150
××❷ SIRS, という診断 ……………………………………〈志馬伸朗〉151
×❸感染症診断における総白血球数の使用……〈吉田浩輔　志馬伸朗〉153
××❹カテーテル敗血症/カテ熱，という診断 ……………〈志馬伸朗〉155
×××❺抜去記念培養………………………………〈濱中訓生　志馬伸朗〉157
×★COLUMN ⑤ ルートの必要性の評価や日々の観察を怠る
………………………………〈宮﨑勇輔　小尾口邦彦〉158
××❻血液培養1セット …………………………〈吉田浩輔　志馬伸朗〉159
××❼3日以上入院中患者での便培養検査 ………………〈志馬伸朗〉162
×❽術後2日目の高CRP値で抗菌薬を変更する …………〈江木盛時〉164
×❾β-Dグルカン高値に対する抗真菌薬投与〈青山紘希　小尾口邦彦〉166
×★COLUMN ⑥ カンジダ治療のピットフォール
………………………………〈青山紘希　小尾口邦彦〉171
×××❿第3世代経口セフェム抗菌薬の投与 ……〈吉田浩輔　志馬伸朗〉174
×⓫化膿性脊椎炎を疑う患者に抗菌薬を安易に投与する
……………………………〈浜崎幹久　小尾口邦彦〉176
×⓬腎機能低下症例に対する初回抗菌薬の減量
……………………………〈浜崎幹久　小尾口邦彦〉178

VIII 体液・電解質

××❸敗血症に対するステロイドパルス療法…………………〈江木盛時〉180

×❶生理食塩水の大量輸液………………………………………〈江木盛時〉182
×❷小児患者の初期輸液としての1号輸液 ………………〈志馬伸朗〉185
　×★ COLUMN ⑦　電解質異常におけるピットフォール
　　　………………………………………〈浜崎幹久　小尾口邦彦〉187
×❸血管内容量不足を脱水と称する……………………………〈石丸裕康〉189
××❹くも膜下出血や外傷性脳挫傷後の多尿時の輸液不足
　　　………………………………………〈蒲池正顕　小尾口邦彦〉191
×❺軽度〜中等度脱水の小児に対しての，経口補液のトライアルなし
　での経静脈輸液………………〈井上信明　福島正大　石丸裕康〉194
×❻低アルブミン血症に対するアルブミン製剤補充………〈石丸裕康〉197

IX 腎・血液浄化

×××❶乏尿に対するフロセミド……………………〈濱中訓生　志馬伸朗〉199
××❷腎庇護目的でのドパミン……………………………………〈江木盛時〉201
×❸FENa の使用 …………………………………………………〈石丸裕康〉203

X 栄養／消化器

××❶重症患者に対するインスリンの皮下注射………………〈江木盛時〉205
××❷血糖値変化をみない血糖値毎の持続インスリン増減指示
　　　……………………………………………………………〈江木盛時〉207
×❸簡易型血糖測定器による血糖測定…………………………〈江木盛時〉210
×××★ COLUMN ⑧　IVH という言葉 ……………………〈志馬伸朗〉212
×❹経胃経管栄養の中止/量変更基準としての胃残渣量の測定
　　　………………………………………………〈濱中訓生　志馬伸朗〉213
×❺経腸栄養を GFO から開始する ………………〈濱中訓生　志馬伸朗〉214
×❻すべての ICU 患者への抗潰瘍薬の投与 …〈吉田浩輔　志馬伸朗〉216
××❼重症急性膵炎に安易に大量輸液をする………………〈小尾口邦彦〉219
×❽高アンモニア血症＝肝性脳症と診断する〈蒲池正顕　小尾口邦彦〉222

×❾ 糖尿病性ケトアシドーシス（DKA）治療において
　　インスリン投与を優先する………〈蒲池正顕　小尾口邦彦〉225

XI　血液・凝固

××❶ ICU での貧血に対する鉄剤投与 …………〈濱中訓生　志馬伸朗〉229
×❷ Hb 値のみを目標とした輸血療法…………………………〈江木盛時〉231
××❸ DIC を適切に診断しない ………………〈浜崎幹久　小尾口邦彦〉233

■薬剤関連■

Ⅰ．副作用………………………………………………………………… 236
××1．NSAIDs の多彩な副作用 ……………〈浜崎幹久　小尾口邦彦〉236
××2．投与前・投与中に腎機能をチェックすべき薬剤
　　　　………………………………〈浜崎幹久　小尾口邦彦〉237
×3．ヘパリン，ワルファリンのリバース　〈蒲池正顕　小尾口邦彦〉239
××4．せん妄治療薬の使い分け：禁忌・副作用に注意
　　　　………………………………〈浜崎幹久　小尾口邦彦〉242
×★COLUMN ⑨　静注ステロイドと経口ステロイドの使い分け
　　　　………………………………〈加藤之紀　小尾口邦彦〉244
Ⅱ．電解質異常…………………………………………………………… 246
××1．薬剤性高 K 血症・低 K 血症 ………〈浜崎幹久　小尾口邦彦〉246
×2．メイロン，グリセオール，アルブミンに伴う Na 負荷
　　　　………………………………〈加藤之紀　小尾口邦彦〉248
Ⅲ．配合その他…………………………………………………………… 249
×1．アンカロン®やアレビアチン®の生理食塩水による希釈
　　　　………………………………〈加藤之紀　小尾口邦彦〉249
×2．持続ヘパリン投与量の決定に ACT 値を用いる　〈小尾口邦彦〉251
×3．新薬に安易に飛びつく ………………………………〈小尾口邦彦〉254
×★COLUMN ⑩　薬剤情報を適切に受け入れるには？
　　　　…………………………………………………〈小尾口邦彦〉257

索　引………………………………………………………………… 259

1 低リスクの軽症頭部外傷患者に対する頭部CT

　救急外来で，頭部外傷患者に対するルーチンの頭部CT検査は頻繁に行われている．その背景には，患者が頭部CT撮像を望むことがあげられる．特に小児の頭部外傷では，親が心配のあまり頭部CTを強く望むことがまれではない．しかし頭部CTには放射線被曝のリスクが付きまとう．2012年，Lancetに掲載されたPearceらの報告は，17万人以上のコホートで，2〜3回の頭部CTで脳腫瘍のリスクが3倍になり得るという衝撃的なものであった[1]．ではどのような場合に頭部CTを控えるべきなのだろうか．

a. 頭部外傷の全体像[2]

　頭部外傷の全体像を把握し，どのような患者が低リスクなのかを判断することが重要である．

　頭部外傷は，表1の通り整理できる．

表1　頭部外傷の分類

メカニズム	閉鎖性 vs 開放性
重症度	軽症（GCS 13〜15）vs 中等症（GCS 9〜12）vs 重症（GCS 8以下）
形態	頭蓋骨骨折 vs 頭蓋内病変

　低リスクとしてCT適応の判断を迫られるのは，閉鎖性かつ軽症（GCS 13〜15）の患者であり，頭部外傷で救急受診する患者の実に80％が当てはまる．

患者の多くは，頭蓋内病変の有無を懸念する．閉鎖性頭部外傷による頭蓋内病変を表2に示す．

表2 閉鎖性頭部外傷による頭蓋内病変

	頻度	予後	頭部 CT 有用性
硬膜外血腫	少ない	早期手術で良好	＋
硬膜下血腫	多い	比較的悪い	＋
脳挫傷	多い	脳内血腫の合併が多い	＋
びまん性脳損傷	多い	様々	－

びまん性脳損傷では基本的に CT 画像は正常である．びまん性脳損傷は脳震盪とびまん性軸索損傷に分けられる．びまん性軸索損傷は意識障害が遷延し予後不良であり，軽症例に当てはまらない．脳震盪は一過性の意識障害や健忘を伴うが，受傷関連の健忘を除き，通常後遺症を残さない．

b. どのような場合に頭部 CT を控えるか

EFNS の軽症頭部外傷ガイドライン（2002年）[3] におけるカテゴリー分類は，頭蓋内病変に対する感度が100％と報告されており[4]，カテゴリー0における頭部 CT の必要性を除外できる（図1）．

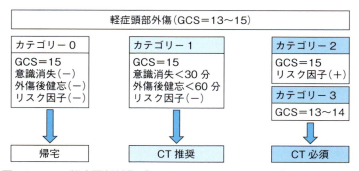

図1 ▶ EFNS 軽症頭部外傷ガイドラインにおけるカテゴリー分類
リスク因子：受傷機序不明，外傷後健忘の持続，逆行性健忘＞30分，頭蓋骨骨折のサイン，頭痛，嘔吐，局在徴候，けいれん，年齢＞60歳，凝固障害，高エネルギー外傷
(Vos PE, et al. Eur J Neurol. 2002) [3]

ただし，5歳未満の小児では，以下の項目のいずれかが当てはまったときにCTを適用することが提唱されている[5]．

1) 2〜5歳
- 精神状態の異常
- 意識消失
- 嘔吐
- 重篤な受傷機転
- 頭蓋底骨折のサイン（髄液鼻漏，髄液耳漏，鼓室内出血，Battle's sign, racoon eyes）
- 重篤な頭痛

2) 2歳未満
- 精神状態の異常
- 頭皮血腫（前頭部は除く）
- 5秒以上の意識消失
- 重篤な受傷機転
- 頭蓋骨骨折の触知
- 親からみて通常の状態と異なる

【文献】

1) Pearce MS, et al. Lancet. 2012. PMID [22681860]
2) Narayan RK, et al. Closed head injury. In: Principles of neurosurgery. 2005. p.301-18.
3) Vos PE, et al. Eur J Neurol. 2002. PMID [11985628]
4) Smits M, et al. Radiology. 2007. PMID [17911536]
5) Vos PE, et al. Mild traumatic brain injury. In: European handbook of neurological management: volume 1. 2011. p.207-15.

〈田中寛大　石丸裕康〉

2 合併症のない頭痛患者に対する画像診断

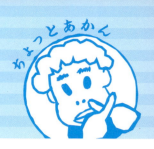

　救急や外来でよく遭遇する非外傷性頭痛，くも膜下出血，脳出血などの二次性頭痛の鑑別に頭部CTは有効だが，画像検査で危険なサインがなかった場合，「心配ない，一次性頭痛ですよ」と説明して，一次性頭痛の鑑別や特異的治療がおざなりになっていないだろうか．危険な症候を伴わない，uncomplicatedな頭痛患者では画像診断を通じて特異的診断や治療にたどり着く可能性は低い．

a. uncomplicatedな頭痛とは

　くも膜下出血，脳出血や髄膜炎などの危険な頭痛に関連する症候を認めない頭痛を，ここではuncomplicatedな頭痛という．Dodickは簡潔でわかりやすい一次性/二次性頭痛鑑別の手がかりとしてSNOOPを紹介している[1,2]．

Systemic symptoms/signs：発熱，筋痛，体重減少
Systemic disease：悪性疾患，AIDS
Neurologic symptoms or signs
Onset sudden：雷鳴頭痛を含む
Onset after age 40 years
Pattern change：頭痛発作間隔が次第に狭くなる進行性の頭痛，頭痛の種類の変化

b. 救急セッティングでの頭痛患者の内訳と対処の現状

　救急外来では，約半数が二次性頭痛である[3]．二次性頭痛では，迅速な診断と適切な専門科への紹介が必須である．一方，アメリカのある救急部を受診した急性一次性頭痛の大多数（95％）は片頭痛であった[4]．しかし実際に片頭痛と診断されたのは32％に過ぎず，59％が単に「頭痛」や「非特異的頭痛」と診断されていた[4]．そして，片頭痛に特異的な治療を受けたのは7％であった[4]．

表1　片頭痛の診断基準

A. B〜Dを満たす頭痛発作が5回以上ある
B. 頭痛の持続時間は4〜72時間（未治療）
C. 頭痛は以下の特徴の少なくとも2項目を満たす
　1. 片側性
　2. 拍動性
　3. 中等度〜重度の頭痛
　4. 日常的な動作により頭痛が増悪する．あるいは頭痛のために日常的な動作を避ける
D. 頭痛発作中に少なくとも以下の1項目を満たす
　1. 悪心または嘔吐（あるいはその両方）
　2. 光過敏および音過敏
E. その他の疾患によらない

(国際頭痛分類第3版beta版（ICHD-3 β）日本語版)[5]

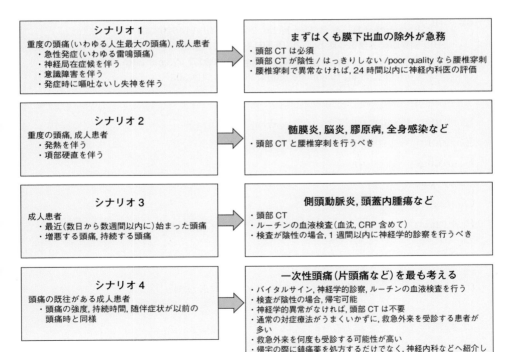

図1 ▶ 頭痛のクリニカルシナリオ

一次性頭痛，特に片頭痛の鑑別と治療の知識の重要性がみて取れる．片頭痛は多大な生活上の支障を生じるが効果的な治療方法が確立している．

片頭痛の診断基準は表1の通りである[5]．

c. 頭痛のクリニカルシナリオ

救急外来での頭痛対応について，4つのクリニカルシナリオが提案されている[6]（図1）．

【文献】

1) Dodick DW. Clinical clues (primary/secondary). The 14th Migraine Trust International Symposium. London, 2002.
2) 坂井文彦, 他. 慢性頭痛の診療ガイドライン2013（オンライン）. I-4 救命救急室（ER）での頭痛診療の手順はいかにあるべきか.
https://www.jhsnet.org/GUIDELINE/1/1-4.htm（2015年8月3日閲覧）.
3) 横山雅子, 他. 日本頭痛学会誌. 2001; 28: 4-5.
4) Blumenthal HJ, et al. Headache. 2003. PMID [14629236]
5) 国際頭痛分類第3版beta版（ICHD-3 β）日本語版.
https://www.jhsnet.org/pdf/ICHD3_up/001_02057_2_3.pdf（2015年8月3日閲覧）.
6) Cortelli P, et al. Headache. 2004. PMID [15186303]

〈田中貴大　石丸裕康〉

I：ER 診断

3 意識障害の診療ですぐに CT を撮像する

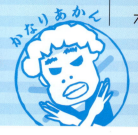

救急外来でも，一般病棟でも，非常によく遭遇するのが意識障害である．意識障害の鑑別診断＝ AIUEOTIPS は有名だが，使いようによっては網羅的に検査を進める羽目になってしまい，当然頭部 CT は，最初に行う検査となりがちである．意識障害の診療では，まず簡単な神経診察を行うことで，代謝性か器質性かを見分けることができ，検査に優先順位がつけられる．

a. 意識障害の鑑別診断[1]

意識障害の診療では，まず代謝性と器質性疾患を区別する．

1）代謝性脳疾患

低酸素，CO_2，低血糖，VB_1・B_{12} 欠乏，肝性脳症，尿毒症，下垂体・甲状腺・副甲状腺・副腎機能障害，アルコール，薬物（オピオイド，眠剤，抗精神病薬，抗うつ薬，抗菌薬など），感染症，電解質異常，アシドーシス，低体温症，癌，けいれん重積状態，せん妄など．

2）器質性脳疾患

脳卒中，硬膜外・硬膜下出血，腫瘍，髄膜脳炎，膿瘍など．

器質性脳疾患では，頭部 CT 撮像の意義があるが，代謝性脳疾患では意義は少ない．

b. 意識障害の診察[1]

代謝性，器質性の鑑別では，まずは瞳孔や眼球運動を診察する．

1）瞳孔の大きさと対光反射（図 1）

意識障害の鑑別で最も重要である．
①明るすぎない状態で，瞳孔の大きさと左右差を観察する．
②光を当てて，対光反射を観察する．
③意識障害患者では，しばしば縮瞳している．

左動眼神経麻痺（鉤ヘルニア，脳動脈瘤）：　　　　　橋出血：
散大，対光反射消失　　　　　　　　　　　　　　　ピンポイント

代謝性：
縮瞳，対光反射あり

図 1 ▶ 瞳孔の大きさと対光反射

2) 頭位眼反射

頭を左右に動かし，眼球が正面に残ろうとする運動をするかどうかを観察する．

- 反射あり：代謝性を疑う
- 反射なし：器質性を疑うが，薬剤性の可能性もある
- ベンゾジアゼピン過量服薬などによる意識障害では，頭位眼反射が消失することが多い．鉤ヘルニアや脳動脈瘤による動眼神経麻痺では，患側の眼球のみ頭位眼反射が障害される

3) 共同偏視

大脳半球の脳卒中など破壊的な病変では，原則，患側に偏視する．

c. 意識障害の診察で意識すべき生理学[1]

意識障害は両側大脳半球の機能低下か，脳幹網様体賦活系の機能障害で生じる．代謝性では，両側大脳半球の機能低下を生じる．一方，脳幹部の出血，腫瘍などの破壊性病変では，脳幹網様体賦活系の機能障害を生じる．なお，片側大脳半球の広範な破壊性病変では，対側大脳半球の機能低下を伴うことが多く，意識障害を呈する．眼球運動の神経回路は脳幹に集中しているため，脳幹の破壊性病変では上記眼球運動診察で異常がみられやすい．また，片側大脳半球の広範な破壊性病変では，共同偏視が出現することが多い．

d. どういうときに CT を撮像するか

　意識障害では，瞳孔や眼球運動の診察を行って器質性脳疾患が疑われた際や，麻痺がある場合は，緊急頭部 CT を撮像すべきと考えられる．一方，代謝性が疑われた場合は，頭部 CT 撮像は第 1 選択となりがたい．とりわけ，拮抗薬の存在する薬物過量投与による代謝性意識障害では，オピオイド過剰投与に対するナロキソン，ベンゾジアゼピン過剰投与に対するフルマゼニルなどをまず考慮する．

【文献】

1) Posner JB, et al. Plum and Posner's diagnosis of stupor and coma. 4th ed. Oxford University Press; 2007.

〈田中寛大　石丸裕康〉

4 失神患者への安易な画像診断と帰宅指示

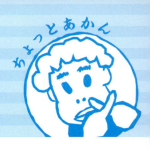

　失神は，意識障害やてんかんとはまったく別の病態である．失神の特徴は，①一過性の意識消失（数分以内），②急性発症，③急速かつ完全に意識清明に回復する，である．失神は，意識をつかさどる脳幹網様体，両側大脳皮質の急激な血流低下により意識を失うが，その後血流改善とともに急速に回復する．

　てんかん発作は，脳のニューロンの過剰な放電に由来し，失神とは本質的に病態が異なる．また，てんかん発作が治まった後も意識がゆっくり戻ってくる postictal state（発作後状態）が知られている．postictal state がない時点でてんかんの可能性は低くなる．来院時にも意識障害が遷延しているときは，AIUEOTIPS に代表される意識障害の鑑別を進めていかなければならない．

　失神かどうかの診断は目撃情報，病歴聴取が重要になるが，実臨床で失神の診療が難しい理由として；

　①患者は診察するときにはすでに症状がおさまって発症時の記憶がなく，目

■ 表1 ■　救急外来で遭遇する失神の頻度

診断名	頻度（%）
心血管疾患	10.4
不整脈	7.4
徐脈	2.6
頻脈	4.8
急性心筋梗塞	1.7
大動脈狭窄症	1.3
脳血管障害	0.8
神経調節性失神	29
肺血栓塞栓症	0.6
消化管出血	2.4
原因不明の失神	29.6

（D`Ascenzo F, et al. Int J Cardiol. 2013; 167: 57-62）[1]

表2　prediction rule[3, 4]

研究	危険因子	スコア	エンドポイント	結果（検証コホート）	
S. Francisco Syncope Rule	・ECG 異常所見 ・うっ血性心不全 ・息切れ ・ヘマトクリット 30%未満 ・収縮期血圧 90mmHg 未満	リスクなし＝0項目 リスクあり＝1項目以上	7日間における重篤なイベント	感受性 特異性	98% 56%
Martin ら	・ECG 異常所見 ・心室性不整脈の既往歴 ・うっ血性心不全の既往歴 ・年齢46歳以上	0～4（各項目1ポイント）	1年間の重度不整脈または不整脈死	スコア 0 スコア 1 スコア 2 スコア 3,4	0% 5% 16% 27%
OESIL スコア	・ECG 異常所見 ・心室血管系疾患の既往歴 ・前駆症状なし ・年齢66歳以上	0～4（各項目1ポイント）	1年後の死亡率	スコア 0 スコア 1 スコア 2 スコア 3 スコア 4	0% 0.6% 14% 29% 53%
EGSYS スコア	・失神前の動悸（＋4） ・ECG 異常所見および心疾患のいずれかまたは両方（＋3） ・労作中の失神（＋3） ・仰臥位失神（＋2） ・自律神経性前駆症状*1（−1） ・誘発因子および増悪因子のいずれかまたは両方*2（−2）	＋および−ポイントの合計	2年後の死亡率	スコア 3 未満 スコア 3 以上	2% 21%
			心原性失神発症率	スコア 3 未満 スコア 3 スコア 4 スコア 4 以上	2% 13% 33% 77%

本表は，失神で来院した患者の経過観察におけるさまざまな臨床データの影響を解析した．複数の異なる研究を示している．
全体として，ECG 異常所見，加齢，または疾患は，経過観察時1〜2年後の予後を悪化させることが示された．
*1 悪心または嘔吐
*2 暑い混雑した場所，長時間の起立，恐怖心や苦痛
ECG ＝心電図

撃者も病院に来ない．
② 失神は原因によって予後が変わり，頻度は低いが器質的疾患による失神を見逃すと時に致死的となる（表1）[1, 2]．
③ 失神の原因がその場ではわからなくても，disposition（入院，帰宅）を決める必要がある．失神の予後予測ルール（prediction）は様々なものがあり（表2），心血管系トラブルを想定した危険因子が多く採用される．これらの危険因子を用いてリスクを層別化しなければならない．

a. 診察のフローチャート

失神の診断・治療ガイドライン[2]（日本循環器学会）に失神患者診療のフローチャートがあるので参考にされたい．重要なのは，バイタルサイン，病歴聴取，12誘導心電図，身体所見，血液検査（女性では妊娠反応も含む）である．病歴，診察，12誘導心電図の初期評価で約50％の症例で確定診断がつく[5]．

神経調節性失神の頻度が高いとはいえ，心血管性疾患（虚血性心疾患，冠攣縮性心疾患，不整脈，弁膜症，心筋症，急性肺動脈血栓症，急性大動脈解離など）や起立性低血圧をきたす器質的疾患（異所性妊娠，大動脈瘤破裂などの腹腔内出血，消化管出血，高度の脱水など）を慎重に調べる．また，失神診療における頭部 CT 画像検査は，確定診断に結びつきがたいだけでなく，正常所見の場合に安易な帰宅に結びつく危険性を孕んでいる．

b. リスク層別化

最終的に原因がわからない失神は約 30％あるが，帰宅か入院かをその場で決めなければならない場合がある．国内外のリスク層別化基準が参考になる（表 2）．しかし，感度，特異度が明確に評価されているものはない．

c. 怖い失神（急性大動脈解離，肺動脈塞栓症）とは

一過性の意識消失（失神）は脳血流低下により生じるため，失神患者の診察においては常に大血管系の致死的病態（急性大動脈解離，肺動脈塞栓症）を想起する．

1）急性大動脈解離

大動脈解離の病態は多彩であるが（表 3），失神は以下の原因で起こる．
①心原性：心タンポナーデ，重症大動脈弁逆流，冠動脈閉塞

表 3　大動脈解離に伴う多彩な症状

障害された部位	疾患・症状
心臓	心筋梗塞・狭心症・大動脈弁逆流
上行大動脈	胸腔内出血・縦隔出血・上大静脈症候群
左反回神経・迷走神経	嗄声・嚥下障害
弓部大動脈・その分枝動脈	脳虚血・意識障害・上肢血流障害
下行大動脈	胸腔内出血・縦隔出血
Adamkiewicz 動脈（肋間動脈・腰動脈の分枝←下行大動脈の分枝）	対麻痺
腹部大動脈	腹腔出血・腹部臓器虚血・腎不全・麻痺性イレウス・後腹膜血腫
下肢動脈	下肢虚血

②血管性：分枝閉塞・狭窄による脳血流低下，大動脈圧受容器反射
③神経原性：痛みによる迷走神経反射
④出血性：胸腔内出血

　急性大動脈解離で失神をきたす頻度は約9〜13％とされ，失神の約92％がStanford A型である．痛みのない急性大動脈解離では，痛みのある急性大動脈解離と比較し高率に失神（33.9％ vs 11.7％），脳梗塞（11.3％ vs 4.7％），心不全（19.7％ vs 3.9％）の症状が多い．一方，大動脈痛（急性の裂けるような痛み），上縦隔拡大，脈や血圧の左右差のすべてがなくても4％は解離である．胸背部痛を示さず非典型的症状で発症した場合，診断が遅れうる[6]．

　解離の進展部位に応じて上下左右肢の血圧差が出るため，必ず両側上下肢で測定する．胸部X線写真では上縦隔陰影の拡大，下行大動脈陰影の左方への偏位，胸水，心拡大などに注意する．ただし，これらの異常所見は診断に有用であるが，急性大動脈解離は必ずしも大動脈径が拡大するとは限らない．これらの所見がないことを急性大動脈解離否定の根拠とするのは難しい．心電図は異常所見を示さないことも多いが，以前の心電図との比較では，Stanford A型では心囊液貯留，冠動脈への病変進展などによる変化が半数で観察される．断層心エコー図検査による内膜フラップの検出は解離の存在を示唆する．傍胸骨左縁から上行大動脈を観察するだけでなく，胸骨上アプローチによる大動脈弓部の観察，腹部アプローチによる腹部大動脈の観察も同時に行う．心囊液の有無を確認し，壁運動の異常があれば冠動脈への解離進展を疑う．カラードプラ法では大動脈弁閉鎖不全の合併の有無を調べる．Marfan症候群のような結合織疾患，大動脈疾患の家族歴，手術歴や大動脈弁疾患は危険因子である．

　CTは，緊急時に短時間で検査可能で，確定診断に最も有用である．単純CT，造影CT早期相および後期相を撮る．D-dimerのカットオフ値を$0.5\,\mu g/mL$にした場合，感度が高いとされる＊．しかし，偽腔閉塞型大動脈解離では上昇しないこともある．

＊欧米の文献ではカットオフ値を$0.5\,\mu g/mL$とするが，日本の大半のD-dimer測定方法は欧米と異なるためカットオフ値は一般的に$1.0\,\mu g/mL$とされる．

2）肺動脈塞栓症

　肺塞栓による失神は全体の 14 〜 27％ とされる．広汎型肺血栓塞栓症においては血栓による肺動脈の閉塞が原因で急性右心不全や心拍出量の急激な低下を生じ，体血圧の低下から脳血流の低下をきたすことで失神が生じる．その他，急激な肺動脈への血栓閉塞によって心筋へ伸展刺激を生じ，頻脈性不整脈や徐脈性不整脈が誘発される可能性や，Bezold-Jarisch 反射による血圧低下の可能性が想定されている．失神のみで生存するものは，肺動脈内で血栓が移動あるいは破砕溶解することで肺動脈の閉塞が不完全となり血流が再開し脳血流が回復することによる．

　失神とともに呼吸困難，胸痛，低血圧，頻脈，頻呼吸，頸静脈怒張，II 音肺動脈成分の亢進，肺塞栓症の危険因子を確認する．急性肺血栓塞栓症は安静臥床後の初めての起立，歩行，トイレでの発症が多い．心エコーでの右室拡張や右室壁運動低下，三尖弁逆流速度から推定される肺動脈圧上昇などの右心負荷の存在や下肢静脈エコーでの静脈血栓の存在を評価する．肺動脈塞栓症に関連する予測ルールには，50 歳以下の PERC ルール，50 歳以上での Wells スコアや改訂 Geneva スコアがある．これらの評価で低確率なら D-dimer の正常所見で否定し，中等度以上の確率なら造影 CT で確定診断を試みる．

【文献】

1) D'Ascenzo F, et al. Int J Cardiol. 2013. PMID [22192287]
2) 日本循環器学会．失神の診断・治療ガイドライン Guidelines for Diagnosis and Management of Syncope (JCS 2012)．
3) Guidelines for the diagnosis and management of syncope. Eur Heart J. 2009. PMID [19713422]
4) 今日の臨床サポート．失神．
5) Linzer M, et al. Ann Intern Med. 1997. PMID [9182479]
6) Park SW, et al. Mayo Clin Proc. 2004. PMID [15473405]

〈渡邉宏樹　小尾口邦彦〉

5 単純型熱性けいれんに対する頭部画像診断

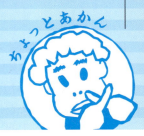

　熱性けいれんは，一般的に 38℃以上の発熱に伴って起こるけいれんであり，おもに生後 6 カ月から 5 歳までの小児に起こる．中枢神経系の感染は伴わない．その頻度は全小児の 2～5％に起こり，5 歳以下の小児の最も一般的なけいれんである．
　本稿では熱性けいれんにおける画像検査の意義について考察する．

a. 単純型熱性けいれんと複雑型熱性けいれん[1]

　発症時から全般性けいれんであり，持続時間が 15 分未満でかつ 24 時間以内に再発しないものを単純型けいれんと呼ぶ．なお，単純型熱性けいれんが，生命予後，運動機能や精神発達遅滞に影響するという確証はない．
　一方，けいれん様式が焦点性で，持続時間が 15 分以上であり，かつ 24 時間以内に再発するものを複雑型けいれんと呼ぶ．

b. 頭部 CT や MRI

　頭蓋内の器質的疾患（脳の形成異常や膿瘍，腫瘍など）の早期発見が可能である．しかし，複雑型熱性けいれんの 0.8％のみにおいて CT 上有意な所見が見つかる[2]．一方で，1）高額である，2）放射線被曝に伴う将来の悪性腫瘍発生のリスクが上がる[3]，3）MRI では鎮静を必要とするなどの欠点を有する．15 歳未満の小児で 2～3 回の頭部 CT 撮像により脳腫瘍の相対危険度が約 3 倍，5～10 回の頭部 CT で白血病の相対危険度が約 3 倍との報告がある[3]．

c. 頭部画像検査を考慮する状況とは？

　単純型熱性けいれんではない可能性があるときに CT を含めた画像検査が考慮される．すなわち，①部分発作，②けいれんの持続時間が 30 分を超える，③神経学的異常所見を認める，④けいれん後の遷延する意識障害，⑤ 24 時間以内に繰り返すけいれん，などである．初回の有熱時けいれんを起こした小

児において，遷延する意識障害が髄膜炎を示唆する所見であるとの報告がある（感度95.8％，特異度60％）[4]．一方，全般性けいれんで神経学的異常所見がなく，けいれんが短い時間で終了する場合は，24時間以内にけいれんを繰り返しても画像検査などさらなる検査は不要であるとする報告がある[5]．

d. 熱性けいれんと鑑別を要する疾患

髄膜炎や脳症は鑑別疾患として考えておく必要がある．けいれん後の意識障害が遷延する場合や，バイタル異常がみられ，髄膜炎などが否定できない場合は，外来や入院にて経過観察をし，疑わしいと判断した場合は髄液検査を含めた積極的検索が必要となる．

まとめ
①病歴，身体所見から単純型熱性けいれんかどうか判断する．
②単純型熱性けいれんであれば頭部CTは原則として不要である．
③けいれんの持続時間が30分を超える，部分発作，神経学的異常所見を認める，遷延する意識障害などの所見があれば頭部画像診断を考慮する．

【文献】
1) Duffner PK. Pediatrics. 2011. PMID [21285335]
2) Kimia AA. Pediatr Emerg Care. 2012. PMID [22453723]
3) Pearce MS. Lancet. 2012. PMID [22681860]
4) Batra P. pediatr neurol. 2011. PMID [21147385]
5) Grill MF, et al. Epilepsy Behav. 2013. PMID [23624109]

〈福島正大　井上信明　石丸裕康〉

6 めまいを安易に Ménière 病や末梢性めまいと診断する

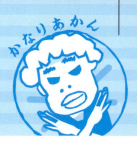

　回転性めまい（vertigo）は末梢性，非回転性めまい（dizziness）は中枢性を考える，とされる．しかし脳卒中リスクのある急性 vertigo 101 名のうち 76 名が中枢性であったとの報告があり[1]，急性 vertigo の原因の多くは脳卒中である．また，Mèniére 病は本来発生頻度が低いにもかかわらず，overdiagnosis もしくは過剰診断（誤診ではない）されやすい疾患の代表である[2]．

a. 病歴が病態を反映
　病歴が病態を反映するため，表1の分類が鑑別診断に有用である[2]．

表1　病歴によるめまいの分類

単一エピソードで持続的：前庭神経炎，脳幹・小脳梗塞など
繰り返す：椎骨脳底動脈系 TIA，Ménière 病，片頭痛など
頭位めまい：BPPV，片頭痛など
慢性的なめまい感：多発神経炎，脊髄症，正常圧水頭症，小脳疾患，Parkinson 症候群，多発性ラクナ梗塞，起立性低血圧，薬剤性，心因性など

TIA: transient ischemic attack（一過性脳虚血発作）
BPPV: benign paroxysmal positional vertigo（良性発作性頭位めまい症）

　めまい患者を診察する際はまず，持続的なのか，繰り返すのか，頭位に関連するのか，を問診する．

b. 急性 vertigo での末梢性，中枢性のみわけ方：HINTS
　持続的な急性 vertigo では，前庭神経炎等の末梢性と，脳幹・小脳梗塞などの中枢性を鑑別する必要があるが，その際に役立つ HINTS を紹介する．

《HINTS: Head-Impulse—Nystagmus—Test-of-Skew》
　急性 vertigo で，head impulse test 正常，注視方向性眼振，ないし眼軸の上下のずれ（skew）のいずれか1つがある，という診察結果を dangerous

HINTS陽性とすると，脳卒中に対する感度100％，特異度96％で，MRIの感度88％を上回った[1]という報告がある．以下に各々の診察方法を解説する（Stroke誌でビデオ視聴可能[1]）．

1）前庭眼反射（図1）

めまいの理解には前庭眼反射が重要である．顔を右に向けると，右半規管が興奮し，眼は左を向く．逆もまた然りである．例えば右前庭神経の障害では，顔を右へ向けた際の，眼の左への動きが遅くなると推測できる．

図1 ▶ 前庭眼反射

2）head impulse test（HIT）（図2）

前庭眼反射を応用した診察手技．検査者の目を見ておくよう指示し，顔を素早く左へ向けると，時間差なしに眼は右を向く（左前庭神経正常）．右前庭神経障害では，右側へ顔を素早く向けたときに，眼が左を向くのが遅れる．逆も同様である．HIT異常では，同側前庭神経障害の可能性が最も考えられる．急性vertigoでは非常に役立つ診察手技である．

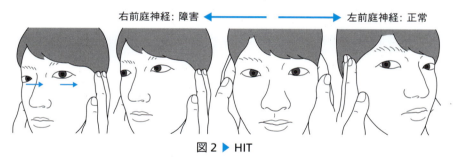

図2 ▶ HIT

3）注視方向性眼振

右方視では右向き，左方視では左向きの眼振で，中枢性病変を示唆する．

4）自発眼振（図3）

例えば右前庭神経障害で，左半規管からの入力が相対的に大きくなると，「脳は頭部が左へ回旋していると勘違いして」，眼球は右へ緩徐に偏位する．この偏位を修正するために左方向への急速な眼振が生じる．これが自発眼振の発生機序で，眼振の

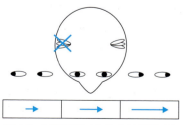

図3 ▶ 自発眼振（右前庭神経障害）

急速相は健側を向く．また，前庭神経障害では，眼振の急速相を注視させると眼振が大きくなる．これをアレキサンダーの法則という．

5）眼軸の上下のずれ（skew deviation）（図4）
中枢性，特に脳幹病変で出現しやすい．

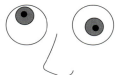

図4 ▶ Skew deviation

c．Ménière 病

Ménière 病はまれな疾患で（10万人あたり16人[3]），救急や内科診療でよく出会うものではない．回転性めまい，聴力低下，耳鳴り，耳閉感で構成される発作を繰り返すのが特徴で，難聴が進行していく疾患である．まれな疾患であるにもかかわらず，Ménière 病と診断されている場合が多い[2]．Ménière 病は難治性の進行性疾患のため，誤った診断が患者に不安を与えることにも注意が必要である．

【文献】
1) Kattah JC, et al. Stroke. 2009. PMID［19762709］
2) Bronstein A, et al. Dizziness. 2007.
3) 野村恭也，編．新耳鼻咽喉科学．改訂10版．東京：南山堂；2004．

〈田中寛大　石丸裕康〉

7 検査前確率の低い患者での肺塞栓画像診断

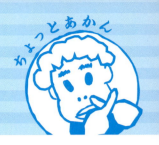

　肺塞栓症（pulmonary embolism: PE）は，致死的となる可能性があり，救急外来などで見逃してはならない疾患である．だが，肺塞栓症の臨床像は幅広く，見逃されやすい代表的な疾患でもあった．

　典型的には突然の胸痛，呼吸困難であり，失神を伴うこともあるが，いずれも全例にみられる症状ではなく，非特異的徴候である．また胸痛の性状も，末梢の塞栓による肺梗塞による胸膜痛のこともあれば，中枢性のものでは狭心痛様の症状を呈することもあり，さまざまである．診察所見，心電図なども決定的な所見がない．また確定診断のゴールドスタンダードが，従来，侵襲的な肺動脈造影であったことも，診断を難しくする一因となっていた．

　近年，多列検出器 CT が導入・普及し，従来と比較して確定診断が簡便に行えるようになった．これは救急診療の現場では福音である一方で，肺塞栓の臨床像が幅広いこともあり，検査の濫用を招きかねない．実際，CT の有用性を示した PIOPED II study[1] においても，検査前確率の低い集団においては，偽陽性が増えることが指摘されており，そのような集団をどのように同定し，不要な検査を避けることをできるかが課題となる．

　上述のように，臨床徴候の各所見はいずれも非特異的で，単一指標での除外診断は困難であるため，いくつかの指標を組み合わせた臨床予測ルールに基づいた疾患可能性の層別化とそれに応じた検査戦略が，多くのガイドラインで推奨されている[2]．代表的な予測ルールとして PIOPED II でも用いられた Wells score があり（表 1），スコアによって PE の可能性を likey/unlikely に層別化する．

　さらにこれに PE や DVT で感度の高い D-dimer を組み合わせると，unlikely かつ D-dimer 陰性であれば PE の確率は 0.5% 以下まで下がる[3] とされ，CT を行わなくても安全に除外ができる．不必要な CT を避ける基本的な考え方と

表1 Wells score

PEないしDVTの既往	1.5
心拍数＞100	1.5
4週以内の手術ないし臥床	1.5
喀血	1
悪性腫瘍	1
DVTの臨床徴候	3.0
PE以外の疾患らしくない	3.0
合計4点以下でPE unlikely	

DVT: deep vein thrombosis（深部静脈血栓症）

して知っておきたい．

2週間以上経過したPEではD-dimerが陰性化する可能性があることや，高齢者，がん患者などで上昇がみられることなど，これらの所見に例外があることは考慮すべきであり，またPEの可能性が高い群においては，D-dimerはPEを十分除外できる指標とはならないので，直接CTなどの確定検査に進むべきである．このように，この診断戦略については注意すべきポイントがあることは理解しておきたい．

【文献】

1) Stein D, et al. N Engl J Med. 2006. PMID [6738268].
2) Konstantinides SV, et al. Eur Heart J. 2014. PMID [25173341].
3) Douma RA, et al. Ann Intern Med. 2011. PMID [21646554]

〈石丸裕康〉

8 下痢＝胃腸炎と診断する

　下痢は，腸管粘膜側に病変があり消化管蠕動が低下しないことを意味するが，胃腸炎だけにみられる症状ではない．胃腸炎はその他の緊急性，重症度の高い疾患が除外されて，嘔気，嘔吐，頻回の水様便の3徴候が揃ってはじめて診断される．

下痢の診断で陥りやすい主なピットフォール
1) 患者が下痢といったが，実はタール便だった
　高齢者の場合，自分で便の色をみないことも多く，実はタール便や消化管出血だったということがある．医師自ら，便性状の確認が必要である．
2) 患者が下痢といったが，軟便がちょっと出ただけのことだった
　水様便と軟便は異なる．腹痛をきたす疾患（虫垂炎，子宮外妊娠，卵巣捻転，尿管結石など何でもあり）では腸蠕動が亢進してくることが多く，軟便になることはよくある．テネスムス（しぶり腹，裏急後重）では，直腸に炎症が及ぶ場合（虫垂炎，膿瘍，腹腔内出血，骨盤内炎症性疾患，大腸型細菌性腸炎など）には頻回の便意があるが，便は軟便で少ないことがある．
3) 腹痛，下痢，嘔吐の順番を意識せず，胃腸炎と決めつけてしまう
　胃腸炎は基本的に，嘔吐が腹痛や下痢に先行する（上から下に症状が出る）ことが多い．腹痛，下痢が嘔吐に先行する場合は重症な腹部疾患（虫垂炎，イレウスなど）が隠れていることがある．
4) 抗菌薬投与が必要な胃腸炎を見逃してしまう
　感染性腸炎の分類を表1に示す．3類感染症（腸管出血性大腸菌を除くコレラ，細菌性赤痢，腸チフス，パラチフス）や，カンピロバクターの重症例，非チフス性サルモネラ腸炎の重症例（免疫不全，3カ月未満/65歳以上，炎症性腸疾患，透析，ステロイドの使用，腹部大動脈瘤，人工心臓弁や人工関節のある患者），*Clostridium difficile* 感染症では抗菌薬投与が推奨される[1-3]．

表1　腸炎型による症状

	代表原因微生物	便	嘔気嘔吐	発熱, 腹痛	その他
胃腸炎型	ウイルス, 毒素型	水様便	強い	軽度	
小腸型細菌性腸炎	コレラ, 毒素原性大腸菌, 原虫	水様便	なし〜軽度	しばしば高熱	
大腸型細菌性腸炎	腸管侵襲性大腸菌 サルモネラ, 赤痢 Clostridium difficile 赤痢アメーバ	粘液便や血便	なし〜軽度	高熱, 強い	テネスムス

【文献】

1) DuPont HL. N Engl J Med. 2009. PMID [19828533]
2) Guerrant RL, et al. Clin Infect Dis. 2001. PMID [11170940]
3) Thielman NM, et al. N Engl J Med. 2004. PMID [14702426]
4) 林　寛之. ステップビヨンドレジデント4　救急で必ず出合う疾患編 Part 2. 東京: 羊土社; 2008. p.108-30.

〈渡邉宏樹　小尾口邦彦〉

9 小児の虫垂炎疑いに対する腹部超音波検査を先行させない CT 検査

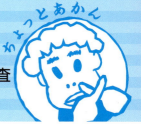

　急性虫垂炎は小児の急性腹症において，見逃してはいけない疾患の1つである．しかし，特に小児は症状が典型的ではないことがあり，診断は容易ではない．病歴と身体診察が大切であることはいうまでもないが，画像検査は虫垂炎の診断において大きな役割を担う．

　本稿では虫垂炎を疑う小児の画像検査の必要性の判断と，検査の選択について述べたいと思う．

a. 問診，身体所見から画像評価の必要性を判断する

表1 The Pediatric Appendicitis Score (PAS)
（感度100%，特異度92%，陽性的中率96%，陰性的中率99%）

食欲不振	1点
嘔気・嘔吐	1点
疼痛部位の移動	1点
38℃以上の発熱	1点
咳嗽や打診，ジャンプに伴う腹痛	2点
右下腹部の疼痛	2点
WBC > 10,000/μL	1点
杆状球 > 7,500/μL	1点

0〜3点: low risk，4〜6点: medium risk，7〜10点: high risk
（Samuel M. J Pediatr Surg. 2002; 37: 877-84[1]より改変）

b. 虫垂炎診断における超音波検査の有用性と限界

1) 有用性
- 多くの施設で使用可能．
- 安価，低侵襲である．
- 放射線被曝がない．

- CTと比較しても良好な検査特性をもつ（感度88％，特異度94％）[2]．
- 虫垂炎でない患者に誤って手術をすることを減らす[3]．
- PAS値とエコーの所見の正確性がよく相関する（PAS high risk: 陽性的中率0.97　PAS low risk: 陰性的中率1.0）[4]．

2）限界
- 検査施行者の習熟度に精度が大きく依存する．また熟練した検査施行者は特に夜間はすぐに対応できないことが多い．
- 小児では疼痛や不安で動いてしまい正確な検査ができないことが多い．
- 肥満児では検査の正確性が下がる．
  ⇒ BMI-FAP（body mass index for age percentiles: 85以上95未満がoverweight）が85以上ではエコー所見が2倍不正確になる[5]．

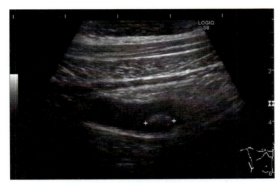

図1 ▶ 腫大した虫垂と糞石のエコー画像

c. 虫垂炎診断におけるCTの有用性と限界

1）有用性
- 検査者間での力量の差が少ない．
- 他の腹痛の原因検索としても有用である．
- エコーより高い検査特性がある（感度94％，特異度95％）[2]．
- エコーと組み合わせることで虫垂炎でない患者に誤って手術を減らすことを有意に減らす[3]．

2）限界
- 特に小児では被曝の影響を考慮する必要がある．悪性腫瘍の発生リスクに関して，15歳未満の小児で2～3回の頭部CT撮像により脳腫瘍の相対

危険度が約3倍，5～10回の頭部CTで白血病の相対危険度が約3倍との報告がある[6]．
- 虫垂と周囲脂肪織を見分けるために造影CTを施行する必要がある（アレルギー反応の可能性を想定しておく）．
- 虫垂炎疑いの患者に対してエコーを施行せず，CTのみ行った場合は，誤って虫垂炎でない患者に対して手術をしてしまうリスクを減らすことができない[3]．

以上を踏まえると，急性虫垂炎を疑う小児に画像検査を施行する際の方針は
①病歴や身体診察（PASなど）を用いて，虫垂炎の検査前確率を検討し画像検査の必要性を考える．
②検査の精度が十分高いこと，被曝やコスト面の問題から超音波検査を先行させるべき．
③問診，身体検査，血液検査結果から虫垂炎が疑われるが超音波検査ではっきりとしない場合，肥満などの患者要因を考慮する必要がある場合，自施設における体制の問題などにより超音波検査が有用でない場合には造影CTを選択する．

【文献】

1) Samuel M. J Pediatr Surg. 2002. PMID［12037754］
2) Smith MP. Ultrasound Q. 2015. PMID［25364964］
3) Bauchur RG. J Pediatr. 2012. PMID［22192815］
4) Bauchur RG. J Pediatr. 2015. PMID［25708690］
5) Schuh S. J Pediatr. 2011. PMID［20828717］
6) Pearce MS. Lancet. 2012. PMID［22681860］

〈福島正大　井上信明　石丸裕康〉

10 非特異的急性腰痛で，赤旗徴候のない患者に対する画像診断

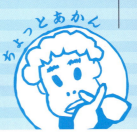
ちょっとあかん

腰痛はありふれた症状であり，2003年の整形外科学会全国調査*によれば，成人の有病率は約30%であり，男女とも50%以上が治療を要する腰痛の経験がある．腰痛は，QOLや就業・社会生活に大きな影響を与える．このため，腰痛患者の診療では，腰椎X線をはじめ各種画像診断が比較的安易に実施されやすいが，このプラクティスに問題はないのであろうか？

急性腰痛に対して，すぐに画像検査（X線，MRI，CT）を行う群と，すぐに検査せずにケアされた群を比較した6つのRCTのメタ解析では，疼痛，機能，QOL，メンタルヘルスといった主要なアウトカムに短期的にも長期的にも有意な改善効果が認められなかった[1]．安易な画像診断は，有効性がないばかりでなく，有害である可能性も指摘されている．たとえば腰椎X線撮像では胸部X線75枚分の被曝があるとされる．腰椎X線もMRIも，臨床的意義の明らかでない異常所見がしばしば認められ，さらなる不必要な検査が追加されたり，不要な手術が行われたりする要因となる．また，こうした意義の不明な所見を指摘されることで，患者の不安を増加させたり，さらなる検査希望や，疼痛持続の誘引となることも指摘されている．

急性腰痛では，進行する神経障害などの所見を認めない「非特異的腰痛」が大半であり，その85〜90%は4週以内に改善するとされる．また化膿性椎体炎や転移性腫瘍などの重篤な疾患はきわめてまれであることもあわせれば，急性腰痛のすべてに画像診断を行うような診療は避けるべきであり，急いで検査すべき理由のない群では，まず経過観察を行うのが妥当と考えられる．

では，どのような患者で早期に画像診断を行うべきだろうか？ アメリカ内科学会（ACP）は[2]，悪性腫瘍の高リスク群（がんの既往歴や，がんを強く疑う臨床徴候あり）や化膿性椎体炎を疑う患者（発熱を伴う腰痛），馬尾症候群（排便・排尿障害やサドル様感覚障害），進行性神経障害（脱力，感覚障害）など何

らかの危険因子（いわゆる red flag sign 赤旗徴候）では至急の画像診断を行うこと，また圧迫骨折や，強直性脊椎炎，脊柱管狭窄を疑う臨床症状，手術や処置を考慮するような根症状では，治療反応が乏しい場合に，早期に画像検索を行うよう勧めている．

　すなわち，急性腰痛の患者診療では，拙速に画像診断に走るのではなく，病歴や身体所見から，危険な腰痛のリスクとなる情報を集め，緊急性の乏しい非特異的腰痛と判断した場合は，慎重に経過観察を行うことが重要といえる．

＊(https://www.joa.or.jp/jp/media/comment/pdf/lumbago_report_030731.pdf)

【文献】
1) Chou R, et al. Lancet. 2009. PMID［19200918］
2) Chou R, et al. Ann Intern Med. 2011. PMID［21282698］

〈石丸裕康〉

Ⅰ：ER 診断

11 妊娠はありえません，をうのみにする

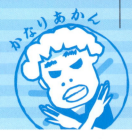

『女性をみたら妊娠を疑え』は医療の現場で，誰しも一度は聞いたことのある格言である．妊婦には不必要な X 線や CT 検査，不用意な投薬を避けなければならない．また，急性腹症を訴える ER 患者診察時には異所性妊娠，流産など異常妊娠も鑑別に置く必要がある．先の格言は，過去に多くの医師が女性患者の「妊娠はありえません!!」の訴えを信じた結果，痛い目に合ってきた（？）歴史を物語っている．

a. 実際に妊娠を認識していない女性はどれくらいいるのか？

ドイツの産科病院，助産院を対象にした研究で，475（370〜625）人に 1 人が妊娠を否定していても実は妊娠していたとの報告がある．そのうち約 4 割は分娩が始まってから気付いたというから驚きである[1]．別の ER の研究では，救急外来を受診した妊娠可能女性 191 例のうち，疑われていないが妊娠していた頻度は 6.3％，それに腹痛，骨盤の愁訴が加わると 13％であった[2]．救急部を初診した異所性妊娠 60 例のうち，初診時に異所性妊娠を鑑別にあげていたのは 53％であり，その後産婦人科に依頼された 51 例の中でも初回診察時には見逃しが 6％存在したとの報告もある[3]．

b. 妊娠を問診で除外可能か？

過去の研究[4-7]では，①月経の遅れ，②妊娠徴候（嘔吐，乳房の圧痛，うずき）の訴え，③避妊法の有無，④妊娠の機会を確認することで，妊娠の有無を明らかにできるかどうか検討されている．いずれの問診も妊娠の可能性を考えるうえで有用な情報であるが，すべて陰性であっても完全に妊娠を否定することはできない（メモ）．なかには複数人の質問者による問診でも性的関係を否定していたが，実は妊娠しており，結果がわかってから認めたというケースも存在する[4]．緊急性，重症度の高い異所性妊娠を見逃すリスクを考えると，問診だけで妊娠を否定するのはきわめて危険であるといえよう．

c. どのような患者に妊娠反応検査を行うか？

　米国救急医療において妊娠可能年齢の女性の急性腹症に対し，ルーチンの妊娠反応測定の実施を推奨している[8, 9]．2015年の日本の急性腹症ガイドライン[10]も，問診だけで妊娠の可能性を除外すべきではないとし，妊娠可能年齢（初経発来後閉経前で性交経験のある患者や不妊治療患者）の女性救急患者には妊娠検査の価値がある（推奨度B＝科学的根拠があり，行うよう勧められる）としている．人は，性交渉に関してたとえそれが故意であろうがなかろうが，嘘をつくということを十分認識して診療に当たらなければならない．

【メモ】

① 月経の遅れ：4つの研究[2, 4-6]より，月経が遅れた女性に関する妊娠の尤度比は1.0～2.1であった．月経不規則な女性では評価が困難になるという欠点がある．

② 妊娠嘔吐やその他何らかの妊娠症状：2つの研究[5, 7]より，妊娠嘔吐，その他の症状を訴える患者で妊娠の尤度比は2.4～2.7，嘔吐なしで0.63～0.71であった．妊娠嘔吐は通常6～12週にみられるが，約半数の女性にしかみられないという欠点がある．

③ 避妊法の有無：2つの研究[2, 4]より，避妊法なしで妊娠の尤度比は1.50，避妊ありで0.29であった．

④ 妊娠の機会の有無：4つの研究[2, 4, 6, 7]より，妊娠の機会があると考えた女性で妊娠の尤度比は2.1，妊娠していないと考える女性で0.35であった．

【文献】

1) Wessel J, et al. BMJ. 2002. PMID [11859048]
2) Stengel CL, et al. Ann Emerg Med. 1994. PMID [8092596]
3) Clancy MJ, et al. Arch Emerg Med. 1989. PMID [2675882]
4) Ramoska EA, et al. Ann Emerg Med. 1989. PMID [2462800]
5) Robinson ET, et al. J R Coll Gen Pract. 1977. PMID [894633]
6) ZabinL S, et al. JAMA. 1996. PMID [8531305]
7) Bachman GA. J Med Soc N J. 1984. PMID [6594525]
8) Ann Emerg Med. 2000. PMID [11020699]
9) Schuur JD, et al. Ann Emerg Med. 2010. PMID [19931941]
10) 急性腹症診療ガイドライン出版委員会，編．急性腹症診療ガイドライン2015．東京: 医学書院; 2015. p.45-6, 93-4.

〈渡邉宏樹　小尾口邦彦〉

COLUMN ❶

DNARと「なにもしない」ことは同一ではない

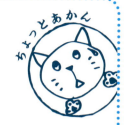

　重度の慢性疾患や末期がん，高齢患者などで回復が難しい病態の場合，呼吸不全，心停止などの際にすぐ対応できるよう，蘇生処置を行うかどうかを事前に決めておくことがある．つまり，「胸骨圧迫を行う/行わない」，「人工呼吸を行う/行わない」，「電気ショックを行う/行わない」などを，主治医が患者本人や家族と相談し，方針を指示する．この指示のことを Do Not Attempt Resuscitation，略して DNAR とよんでいる．DNAR について患者や家族と相談するのは，治癒可能な病気やその治療について説明するとき以上に，信頼関係が重要であり，特に初対面で DNAR の話をするのは少し緊張する．

　しかし病状によっては，初めてのインフォームドコンセントで DNAR について相談しなければならないことも多い．筆者は，DNAR について患者や家族と相談する際は，まず目指すゴールを共有することから始めている．ゴールを共有した後，症状緩和の手段，治療可能な病態への対応，そして蘇生処置，と順を追って決めていく．ゴールが決まれば自ずと DNAR 指示の内容も決まることが多い．DNAR は，患者と家族が目指すゴールによっては，ゴール達成のための重要な手段となる．例えば，静かに看取られたい，看取りたいと考えている場合に DNAR の指示がなければ，本来希望していなかった蘇生処置を受けることになり，患者のゴールは達成されない．

　必要な場合に適切な DNAR 指示を出すことは，患者と家族にとって非常に重要な治療の一部，と考えている．単に指示を出すだけでなく，インフォームドコンセントでの患者と家族の雰囲気や気持ちなどをチームで話し合うことで，症状や苦痛を緩和する手段がたくさんみえてくることは多い．回復可能な病態であれば，昇圧薬を使用すべきときもある．患者の状態によって，患者と家族の気持ちは揺れ動き，DNAR 指示の行間にある

患者と家族の希望は変わる．DNAR指示を出した後も，頻回にチームで相談して指示の行間を共有し，患者と家族の気持ちに寄り添うように努める必要がある．DNARと「なにもしない」ことはまったく違う．DNARは，あくまで患者の希望するゴールを達成するための前向きな手段である．回復が難しい病を抱える患者においてこそ，より一層時間をかけて患者に寄り添えるよう，努力を続けていきたい．

〈田中寛大　石丸裕康〉

Ⅱ. ER 治療

1 腹痛に対する安易なブスコパン使用

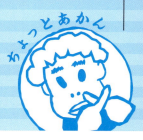

　救急外来など急性腹痛の診療において，かつては「外科医が診察するまで，強い除痛をしてはならない」というのが鉄則であった．モルヒネなどの麻薬はもちろん，ペンタゾシンの使用も，避けられる傾向にあった．一方，ブスコパンは，抗コリン薬であり，消化管，胆道，尿路などの疝痛に対して，鎮痙薬として働き，痛みを軽減するが，疼痛全般を強くおさえるほどの効力がないこともあり，しばしば使用されていた．

　しかし，複数の体系的レビューによれば，未診断の腹痛に対する鎮痛薬使用は躊躇すべきでなく，早期からの麻薬など強力な鎮痛薬の使用は，誤診や治療の遅れを増やすことがないとされる[1, 2]．近年発表された急性腹症のガイドライン[3]でも，原因にかかわらず，診断前の早期の鎮痛薬使用が推奨されている．過去の多くの研究は，鎮痛薬として麻薬が使用されており，米国ではモルヒネ投与が第1選択であるが，前記のガイドラインでは即効性，非経口投与も可能，副作用が少ないとの視点から，アセトアミノフェン1,000mgの点滴が第1推奨されており，高度の疼痛の場合に麻薬の併用が推奨されている．

　ただし，ブスコパンは無効な薬剤というわけではなく，renal colic や biliary colic で速やかに疼痛を軽減する効果は示されている[4]．しかし，ブスコパンは抗コリン作用に伴う種々の副作用（口渇，徐脈など）があり，高齢者で投与を控えるべき薬剤であることにも注意する．

　以上から，救急外来における現在の腹痛診療においては，①アセトアミノフェンや麻薬などで診断前であっても早期に除痛を図る，②colic が原因と考えられるような腹痛では，ブスコパンを第2選択薬として考慮してよい，③ブスコパン使用にあたっては抗コリン作用に伴う有害事象に注意して用いる，といったところにまとめられる．

【文献】

1) Manterols C, et al. Cochrane Database Syst Rev. 2011. PMID［21249672］
2) Ranji SR, et al. JAMA. 2006. PMID［17032990］
3) 急性腹症診療ガイドライン出版委員会，編．急性腹症の初期治療．In: 急性腹症診療ガイドライン 2015．2015．
4) Tytgat GN. Curr Med Res Opin. 2008. PMID［18851775］

〈石丸裕康〉

Ⅱ. ER 治療

2 アルコール依存症患者への安易な帰宅判断/アルコール依存症や原因不明の代謝性アシドーシスに対してビタミン B_1 投与を忘れる

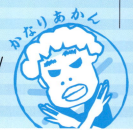

アルコール依存症患者では，以下のような理由から潜在的にビタミンが欠乏していることが多いとされている．
① 偏食や食事摂取不足に伴うビタミン摂取不足
② アルコール飲料に含まれる多量の炭水化物を代謝するためのビタミン必要量の増加
③ 小腸の器質的変化に伴う吸収障害
④ 膵障害や胆汁酸分泌不全に伴う脂肪吸収障害
⑤ 消化管細菌叢の変化やビタミン貯蔵量減少
⑥ ミクロゾーム・エタノール酸化系酵素（microsomal ethanol oxidizing system: MEOS）による代謝活性に伴うビタミン B_1 大量消費

したがって，アルコール依存症患者では，ビタミン欠乏により生じる病態に常に注意を払う必要がある．特にビタミン B_1 欠乏症をきたすと，Wernicke-Korsakoff 症候群，脚気心，アルコール性ケトアシドーシス（alcoholic ketoacidosis: AKA），アルコール性多発ニューロパチーを起こす．

ビタミン B_1 の体内貯蔵量は成人で 30mg 程度と他のビタミンに比べて少なく，大量に摂取しても体内に貯留しない．そのため摂取不足・吸収障害・運動・発熱・妊娠などに伴うエネルギー代謝増大，高カロリー輸液だけでなく，アルコール過飲などに伴うビタミン B_1 の消費増大が原因でも比較的容易に欠乏状態となる．

ビタミン B_1 が欠乏すると，ピルビン酸と乳酸の蓄積によって末梢血管拡張と動静脈シャントの増大が起こり，高心拍出量状態およびアシドーシスが生じる．その臨床症状は多彩であり，全身倦怠感，易疲労性，食欲不振，動悸，息切れ，手足のしびれ，下肢のむくみなどで初発し，さらに進行すれば呼吸困難，起座呼吸などの左心不全症状，および肝腫大などの右心不全症状，知覚鈍麻，運動障害，腓腹筋痛などが現れる．アルコール依存患者や原因不明の代謝性アシドーシスをみたら，まずビタミン B_1（100〜200mg）を投与する（可能

なら投与前に血中ビタミン B_1 を測定する）．

a．アルコール性ケトアシドーシス（alcoholic ketoacidosis：AKA）

　アルコール依存患者にアニオンギャップの開大を伴う代謝性アシドーシスを認めた場合，アルコール性ケトアシドーシス（AKA）を考慮する必要がある．

　高度の代謝性アシドーシスを補正するために Kussmaul 大呼吸を認めることもあり，このような呼吸様式をみたら必ず血液ガス検査を行う．

　意識障害がない場合もあり注意が必要である．

　ビタミン B_1 不足により通常の好気性代謝をできないため異常代謝をきたし高度の乳酸アシドーシスとなる．

　AKA は ER で遭遇する頻度が少なくなく，適切に診断・処置を行わなければ，場合によっては突然死に至る病態であるため，輸液のみ施行して安易に帰宅させるべきではない．

　ビタミン B_1 は 100～200mg/日をバイタルサインや全身状態が落ち着くまで投与する．

b．Wernicke-Korsakoff 症候群

　チアミン（ビタミン B_1）欠乏によって生じる意識障害，眼球運動障害，運動失調を3徴とする急性ないし亜急性の脳症である．早期に診断し治療を開始すればまったく後遺症を残さずに改善しうるものの，無治療であると全外眼筋麻痺となり，意識障害が進行し昏睡となり死に至ることもある．

　Wernicke 脳症に引き続き，亜急性の経過で健忘，作話などが生じる場合があり，これを Korsakoff 症候群という．Wernicke 脳症を早期の段階で治療開始すると Korsakoff 症候群に移行する可能性は低い．

　AKA と同様にビタミン B_1 補充を行うが，AKA に比してはるかに多い量であり，500mg（30 分以上かけて静注投与）×3 回/日を最初の 2 日間，250mg×1 回/日静注あるいは筋注を次の 5 日間，他のビタミン B と組み合わせて投与することが推奨される．ビタミン B_1 の経口投与は，Wernicke 脳症患者は腸管の変性により吸収能が落ちている可能性があり信頼できない．エビデンスレベルの高いランダム化比較試験はない．

c. 脚気心

　脚気心は高拍出量性心不全の病態を示すが，その機序は末梢血管の拡張・末梢血管抵抗の減少と静脈還流の増大によるものである．

　ビタミン B_1 欠乏による末梢血管の拡張は，①解糖系においてピルビン酸からアセチル CoA（coenzyme A）の変換に関与しているビタミン B_1 が欠乏することでピルビン酸と乳酸が蓄積し，末梢血管が拡張する．②ビタミン B_1 欠乏により細胞内の ATP が枯渇し，その結果内因性アデノシンの細胞放出が起こり，末梢血管拡張を起こす．

　脚気心は場合により急激に発症し，血圧低下，頻脈，乳酸アシドーシスを呈し，肺水腫，心原性ショックに至る衝心脚気とよばれるような脚気心の激症型を呈することもある．脚気心を疑った場合は血中ビタミン B_1 値の測定結果を待たずに診断的治療としてビタミン B_1 の投与を開始することが推奨される．ビタミン B_1 投与時の循環動態の改善に関してはさまざまな報告があり，最も早いものでは 1 時間以内，遅くても 2 日以内には心拍出量，血圧の正常化に至るとされる．

【文献】

1) Charness ME. Alcohol Clin Exp Res. 1999. PMID [10630614]

〈蒲池正顕　小尾口邦彦〉

II. ER治療

3 薬物大量内服時の胃洗浄

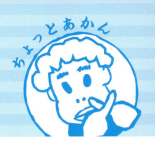

　胃洗浄は，歴史的に漠然と「効きそうだから」との理由で，行われてきた．しかし，1997年の米国臨床中毒学会と欧州中毒センター / 欧州臨床中毒医連合のポジションステートメント[1]では（表1），科学的評価に基づく提唱がなされた．

▌表1▌　胃洗浄の実施方針

①胃洗浄はルーチンに行われるべきではない．
②実験モデルで除去率は安定しておらず時間とともに除去率は低下する．
③胃洗浄によって臨床転帰（死亡率や合併症発生率の減少）を変える証拠はない．
④胃洗浄は，生命にかかわる可能性がある量を摂取していて，かつ毒物摂取後1時間以内でないかぎり考慮すべきではない．なお，適応を限定しても臨床上の効果は確認されていない．

　近年の胃洗浄に関するレビュー[2]も胃洗浄に対し否定的な見解となっている．その理由として，

1）胃洗浄の回収率の低さ

　イヌへのサリチル酸投与後胃洗浄の回収率は15分後で平均38％，1時間後で平均13％であった．ヒトでの胃洗浄による回収率はアンピシリンで1時間後38％，アスピリンでわずか8％であった．

2）胃洗浄に伴う合併症

　誤嚥性肺炎，喉頭けいれん，低酸素血症，不整脈，食道胃穿孔や出血，電解質異常（Na異常），低体温などがある．誤嚥は，意識障害がない状況や挿管下でも完全に防ぎえない．気道保護していない患者では誤嚥が発生しやすく死亡する場合もある．胃洗浄を受けた患者では低酸素や人工呼吸が増える．
などがあげられる．

10％，20％薬物を回収したところで予後は変わらず，むしろ合併症の方が問題であると結論できる．

日本中毒学会により急性中毒の標準治療[3]が定められている．ここでは，「毒物を経口的に摂取したのち1時間以内で，大量服毒の疑いがあるか，毒性の高い物質を摂取した症例に胃洗浄の適応がある．ただし，サリチル酸や抗コリン薬など，腸管蠕動を抑制する薬毒物や，胃内で塊になりやすいもの，すなわち胃内容物の停滞が考えられる場合は，数時間を経過していても胃洗浄で回収できる可能性がある」とし，①毒物を経口的に摂取して，②大量服毒の疑いがあるか毒性の高い物質であり，③胃内に多く残留していると推定できる，この3条件をすべて満たす場合を適応としている．

【文献】

1) Vale JA. J Toxicol Clin Toxicol. 1997. PMID [9482426]
2) Benson BE, et al. Clinical Toxicol. 2013. PMID [23418938]
3) 日本中毒学会．急性中毒の標準治療．

〈渡邉宏樹　小尾口邦彦〉

4 4歳未満の小児に対する感冒対症療法

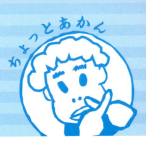

　感冒とは「自然軽快するウイルスによる気道の感染症」と定義されている．小児科外来や救急外来を受診する多くの小児が感冒であり，その対応について熟知することは医療者として重要である．
　本稿では小児の感冒患者に対して処方されるいわゆる"風邪薬"についてと，内服以外のケアについてとりあげる．

a. 風邪薬
　風邪薬とは以下に示す薬剤またはその合剤のことを指すことが一般的である．基本的には解熱鎮痛薬以外，科学的にその有効性が示されている薬剤はない．むしろその副作用の方が問題となる．

1) 解熱鎮痛薬
アセトアミノフェン（カロナール®），イブプロフェン（ブルフェン®）など
- 投与から30〜60分ほどで効果が出現し，アセトアミノフェンであれば4〜6時間，イブプロフェンであれば6〜8時間程度効果が続く．
- 発熱に伴う不快感を軽減し，経口摂取や睡眠を促すことを主目的として使用する．
- アセトアミノフェンは肝障害が問題となることがあるが，90mg/kg/dayを数日間使用すると発生する可能性がある．
- イブプロフェンは腎障害が問題となることがあるため，脱水，循環器疾患，腎疾患，その他の腎毒性のある疾患では注意が必要である[1]．

2) 鎮咳薬
リン酸コデイン（リン酸コデイン®），デキストロメトルファン（メジコン®），チペピジンヒベンズ酸塩（アスベリン®）など
- リン酸コデイン，デキストロメトルファン，プラセボを感冒のために受診した57人の小児にそれぞれ3群に分けて投与して，3日間夜間の咳嗽の改善を比較したランダム化比較試験では各群に有意差は認められなかった．

- コデインで呼吸抑制，嘔気嘔吐，便秘など，デキストロメトルファンで幻覚や過量投与で呼吸抑制などの副作用がある．
- チペピジンヒベンズ酸塩（アスベリン®）は本邦で開発された薬剤で，海外での使用経験がなく有効性も安全性も確認されていない．

3）去痰薬
アンブロキソール（ムコソルバン®），カルボシステイン（ムコダイン®）など
- 2013年のシステマティックレビューでは小児の気道感染症に対してアセチルシステイン，カルボシステインは一定の効果が得られ，かつ軽微な消化器症状を除いて安全であると結論付けている．
- 一方で，カルボシステインに関しては統計学的に有意だと判断できるのは発症から6～7日たった後であることや，あくまでこれらの薬剤が自然軽快する疾患に対して使用されていることを考慮するとその意義には疑問が残るとしている．
- 2歳未満では喀痰排出機能が未成熟なため，喀痰量が増加することによる有害事象が報告されており注意が必要である[3]．

4）鼻汁止め
シプロヘプタジン（ペリアクチン®），クロルフェニラミン（ポララミン®）など
- 5歳未満の鼻汁のある小児に対してクレマスチンとクロルフェニラミンを3日間内服させた結果，鼻汁症状はいずれもプラセボと比較して有意な改善はなかった．
- 第1世代の抗ヒスタミン薬は鎮静などの中枢神経作用，尿閉や口渇，頭痛や消化器症状など多彩な副作用をきたす．抗ヒスタミン薬の含まれる合剤を内服した小児の5％以上で興奮などの副作用があったとの報告もあり，感冒に対する処方はすべきでない[4]．

b. 市販薬（OTC: over-the-counter products）について
- アメリカでは2008年にOTC医薬品協会が風邪薬を4歳未満に使用しないように注意喚起する自主的な措置を発表した．イギリス，オーストラリア，ニュージーランドでは6歳未満の市販薬の使用を禁止している．
- 本邦では厚生労働省が「2歳未満の乳幼児には，医師の診療を受けさせることを優先し，やむを得ない場合にのみ服用させること」という記載を行うように通知している[5]．

c. 自宅での内服以外のケア
- 十分な水分補給
- 鼻汁の吸引

まとめ
①感冒薬は，解熱薬以外は有効性が証明されていないだけでなく，重篤な副作用を引き起こす可能性がある．
②感冒に対する適切なケアの方法を保護者に指導する．

【文献】
1) Sullivan JE, et al. Pediatrics. 2011. PMID [21357332]
2) Smith SM. Cochrane Database Syst Rev. 2014. PMID [25420096]
3) Chalumeau M. Cochrane Database Syst Rev. 2013. PMID [19160217]
4) De Sutter AI. Cochrane Database Syst Rev. 2003. PMID [19821274]
5) 厚生労働省医薬食品局安全対策課．In: 一般用医薬品（かぜ薬（内用），鎮咳去痰薬（内用），鼻炎用内服薬のうち，小児の用法を有する製剤）の小児への使用に関する注意喚起について．2008．
6) Cohen HA. Pediatrics. 2012. PMID [22869830]
7) 井上信明．In: ER的小児救急―見抜く力，確かな根拠．2014; 11: 311-15．

〈福島正大　井上信明　石丸裕康〉

Ⅱ. ER 治療

5 熱性けいれんに対する安易な解熱薬投与

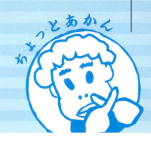

　熱性けいれんは，一般的に 38℃以上の発熱に伴って起こるけいれんであり，おもに生後 6 カ月から 5 歳までの小児に起こる．全小児の 2〜5％で発症し，その再発率は一般的には 30％程度であると考えられている．特に，1 歳未満での発症やけいれん発症前の体温が低いこと，熱性けいれんの家族歴がある場合などでは再発率が高くなる因子である．熱性けいれんが再発した場合，保護者の不安はより強くなる．

　本稿では熱性けいれんを起こした，または既往のある小児に対する解熱薬の使用に関して述べる．

a. 熱性けいれんの小児に対する解熱薬の使用

- 2013 年のシステマティックレビュー（SR）では，熱性けいれんの再発率に関して，解熱鎮痛薬とプラセボの 2 群に分けて検討した 3 つのランダム化比較試験を検証した結果，解熱鎮痛薬を使用しても熱性けいれんの再発率は軽減されないと結論づけている（熱性けいれんの再発率：解熱鎮痛薬内服群 22.7％，プラセボ群 24.4％）．
- また同論文では，解熱鎮痛薬の使用は，けいれんを誘発しないと結論づけており，熱性けいれんの既往があるからといって解熱鎮痛薬の使用を控える必要はないとも述べている[1]．一般的な発熱の対応として，発熱に伴う不快感の軽減目的で解熱薬を使用してもよい．

b. 熱性けいれん再発予防に対する抗けいれん薬の使用について

- 2013 年の SR では，プラセボや無治療群と比較してジアゼパム座薬の投与は有意に発症後 6 カ月，12 カ月，18 カ月，36 カ月時点での再発率を下げるとしている．しかし 24 カ月時点では有意差はなかった．
- 一方で副作用の発現率が高いことや，長期的なけいれん再発予防効果がはっきりしないことから，臨床的に重要な効果はないと結論づけている[2]．

まとめ
①解熱薬は，発熱に伴う不快感の改善には有効であるが，けいれん再発に対しての有効性はない．
②熱性けいれんの小児に対する解熱薬使用がけいれんを誘発するという根拠もない．

【文献】
1) Rosenbloom E. Eur J Paediatr Neurol. 2013. PMID [23702315]
2) Offringa M. Evid Based Child Health. 2013. PMID [23877946]

〈福島正大　井上信明　石丸裕康〉

Ⅲ. ICU基本的管理

1 収縮期のみの血圧評価

　ショックの患者の治療目標は組織循環および酸素代謝を改善することにある．そのためには組織への酸素運搬量を増加させる必要がある．酸素運搬量の評価には，心拍出量の測定が必要であるが，その測定は煩雑で侵襲的であるため，多くの患者では，簡便に測定可能な動脈血圧をモニタリングしている．

　日本高血圧学会の「高血圧治療ガイドライン」[1]では，高血圧の定義の1つとして収縮期血圧≧140mmHgを採用しており，収縮期血圧はなじみが深い指標である．慢性的な高血圧患者において収縮期血圧は大動脈の動脈硬化を反映するために，慢性的な高血圧の治療目標の1つとなっているが，ICU患者の酸素運搬量の指標として収縮期血圧を治療目標とすることは正しくない．

　ICUでの観血的動脈圧測定時，モニターには収縮期血圧，拡張期血圧および平均血圧が表示されている．収縮期血圧は左室後負荷により影響を受け，出血リスクに関連する．拡張期血圧は冠動脈血流に関与し，平均血圧は心臓以外の全身の組織灌流に関与する．心拍出量＝（平均血圧－右房圧）÷全身血管抵抗という式からも，全身の組織灌流を決定しているのは収縮期血圧ではなく，平均血圧であることが理解できる．

　観血的動脈圧モニタリング中の患者において，平均血圧60mmHg以下は28日死亡率上昇の有意の関連因子であるのに対して，収縮期血圧は死亡率に関連しなかったという臨床試験[2]や，平均血圧と乳酸値は敗血症患者の独立した予後因子であるといった報告[3]，平均血圧60mmHg以下で急激に急性腎障害の発症率が増加するといった報告[4]がある．

　敗血症の初期治療目標であるEDGT（early goal-directed therapy）でも治療目標は平均血圧≧65mmHgと平均血圧を治療目標としている．それ以後の敗血症の至適な血圧目標を検討する臨床試験においても，平均血圧を治療目標として検討されている[5]．一方でEDGTの妥当性を検討したProCESS study

ではEDGT群に対して，収縮期血圧（100mmHg），ショック指数（0.8）を治療目標とした標準治療群が設定され，EDGT群と死亡率に有意差は認められなかったという報告もある[6]．

治療目標を平均血圧もしくは収縮期血圧いずれを治療目標とするべきかを直接比較した臨床試験は検索範囲ではみつからなかったが，理論的にはショックの患者の組織循環・酸素代謝を評価する適切なパラメーターは収縮期ではなく平均血圧である．

血圧測定方法は動脈ラインによる観血的動脈圧測定と，マンシェットを使用した非観血的動脈圧測定（NIBP）がある．観血的動脈圧測定の信頼性＞NIBPの信頼性ととらえられがちであるが正しくない．低血圧のときはNIBPで測定した収縮期血圧は動脈ラインで測定される収縮期血圧より高値となりがちであり，高血圧のときはNIBPで測定される収縮期血圧は動脈ラインで測定される収縮期血圧より低くなりがちである．一方，平均血圧は，血圧の高低にかかわらず，NIBPと観血的動脈圧測定は差が少ない[4]とされ，より普遍的で信用に足ると理解できる．臨床現場で「ショックで入院した患者が観血的動脈圧測定で60/45（50）mmHgと表示されているときにNIBPを測定し90/30（50）mmHgと表示され，収縮期血圧が90mmHgあるので安心する」というようなことはあってはならない解釈である．治療介入が遅れる原因になる．

NIBPでは収縮期血圧と拡張期血圧の2つの値から，平均血圧＝拡張期血圧＋（収縮期血圧－拡張期血圧）×1/3（＝1/3収縮期血圧＋2/3拡張期血圧）で近似されている．観血的動脈測定で表示される平均血圧は，かつてはこの式で計算したが，近年は圧波形を積分した面積を1回の心拍時間で割ることにより正確に平均を計算する．平均血圧＝拡張期血圧＋（収縮期血圧－拡張期血圧）×1/3（＝1/3収縮期血圧＋2/3拡張期血圧）という式からも平均血圧に与える影響は収縮期血圧よりも拡張期血圧が2倍大きいことが読み取れ，全身の組織灌流を考えたときは収縮期血圧の意義は乏しいことがさらに理解できる[7]．

一般的に用いられているこの近似式は，拡張期血圧の時間が心拍周期の2/3の時間を示すという仮定により成立しており，これは心拍数が60/分のときにのみ成り立っている．頻脈，徐脈の際にこの近似式を用いることは適切でない可能性を知っておく必要がある．

■ 表1 ■ 血圧の各指標と意味

血圧の各指標	関連する項目
収縮期血圧	高血圧性心不全患者の降圧療法の治療目標・外傷の出血量
平均血圧	心臓を除く臓器への血液供給
拡張期血圧	心臓への血液供給

　収縮期血圧は「高血圧性心不全患者の降圧療法の治療目標」や「外傷など動脈性出血患者の出血リスクの指標」として，拡張期血圧は冠動脈疾患の冠血流（特に左冠動脈）の指標として用いることになる[8]．

【文献】

1) 日本高血圧学会高血圧治療ガイドライン作成委員会, 編. 高血圧治療ガイドライン 2014. 日本高血圧学会. 東京: ライフサイエンス出版; 2014.
2) Dünser MW, et al. Intensive Care Med. 2009. PMID [19189077]
3) Bernardin G, et al. Intensive Care Med. 1996. PMID [8857433]
4) Lehman LW, et al. Crit Care Med. 2013. PMID [23269127]
5) Asfar P, et al. N Engl J Med. 2014. PMID [24635770]
6) Yealy DM, et al. N Engl J Med. 2014. PMID [24635773]
7) Lamia B, et al. Crit Care. 2005. PMID [16356245]
8) 内野滋彦. なぜ収縮期血圧でなく MAP を重視して循環管理をするべきなのか？ 集中治療 999 の謎. 東京: メディカル・サイエンス・インターナショナル; 2015. p.46-8.

〈濱中訓生　志馬伸朗〉

2 バイタルサインとしての呼吸数をみない

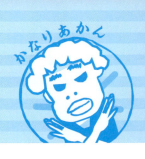

　呼吸数・脈拍数・血圧・体温の4つは古典的バイタルサインとよばれ重視されてきた．このなかで，呼吸数は計測に時間と手間がかかることや，SpO_2モニターという迅速に測定され非侵襲的なモニターがあることから，近年計測されないことがしばしばある．SpO_2のみを測定し呼吸を評価したとされがちである．

　SpO_2は正しくは酸素化のモニタリングであり換気のモニタリングではない．ICUで遭遇する頻度の高い，敗血症（肺炎を含む）や心不全，肺塞栓症などによる呼吸不全は過換気代償性呼吸不全とよばれ，病態初期に起こる変化は，呼吸数の増加，$PaCO_2$の低下である．肺胞方程式（$PAO_2 = 713 \times FIO_2 - PaCO_2$）から理解できるように呼吸数が増加したことにより$PaCO_2$が低下するとき，むしろ肺胞内の酸素分圧$PAO_2$が上昇するため，病態初期には$SpO_2$は維持される．その後，病態が進むにつれて，代償できなくなり，呼吸数が30/分を過ぎたあたりより，急激にSpO_2が低下する．このように呼吸回数増加はSpO_2の変化に先行して起こる変化であり，患者状態急変のよりよい予測因子となる[1]．

　呼吸数の予後予測としての意義は以前より知られており，「呼吸数＞27回/分は入院患者の急変を予測する[2]」「呼吸回数＞24回/分が挿管患者の人工呼吸器からの離脱失敗を予測する[3]」「呼吸回数＞30回/分は肺炎患者の病院死を予測する[4]」などの報告がある．呼吸数は，心肺停止の予告因子として，その他のバイタルサインである脈拍や血圧の異常よりも正確とされている[2]．

　呼吸数の増加は呼吸生理としても様々な不利益をもたらす．吸気時間が減少し，1回換気量が低下する（いわゆる"はかはか"とした呼吸）ことで，死腔換気率を上昇させる．1回換気量の減少（死空換気率の上昇）は呼吸数の増加をさらに悪化させる悪循環となり，呼吸筋疲労を助長させる．また，呼吸数の上

昇は動肺コンプライアンスを低下（特に気腫肺などの末梢気道病変で顕著）させることで，換気血流不均等も増悪させる．呼吸数の増加を評価することで，呼吸生理の不利益に対して早期から介入することが可能となる．

また，呼吸数はICU患者の各種スコアリングや診断の項目〔SIRS (systemic inflammatory response syndrome) の定義やAPACHE II score, Revised Trauma Scoreなど〕の1つとなっており，測定しなければ，スコアを作成し予測死亡率など客観的な評価ができなくなる．

そもそも呼吸数とSpO_2はよい相関を示さない（相関係数＝0.16）[5]．これは，「病態初期では呼吸数は増加するが，SpO_2低下を示さない」ことに加えて，慢性低酸素状態では呼吸数正常，SpO_2低下の状況があるからである．SpO_2だけでなく必ず呼吸数も測定し，両者の組み合わせで呼吸状態を解釈する必要がある．

【文献】

1) Lynn LA, et al. Patient Saf Surg. 2011. PMID〈1314935〕
2) Fieselmann JF, et al. J Gen Intern Med. PMID［8410395］
3) Tobin MJ, et al. Am Rev Respir Dis. 1986. PMID［3789513］
4) Farr BM, et al. Ann Intern Med. 1991. PMID［1872491］
5) Mower WR, et al. Respir Med. 1996. PMID［8959116］

〈濱中訓生　志馬伸朗〉

3 発熱に対するルーチンの解熱指示

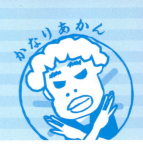

　中枢神経障害を有する患者においては，発熱が生命および神経学的予後を悪化させ，特に心停止後患者では，軽度低体温あるいは発熱を防ぐことが患者予後を改善させる．

　中枢神経障害を有さない重症患者においても，解熱療法は不快感，呼吸需要および心筋酸素需要の軽減，中枢神経障害予防を目的に頻繁に施行されている[1]．しかし，中枢神経障害を有さない重症患者において，発熱をどのようにコントロールし，どのように解熱処置を行うべきかについて明確な指針は存在しない．

　発熱患者に解熱処置を考慮する際，その方法は大きく"薬物解熱"と"冷却解熱"に分けられる．解熱療法によって体温が低下すると，患者の脈拍や酸素消費量低下（図1）が期待できる．また，分時換気量や不快感軽減も期待されるため，重症患者の解熱療法は一般的に施行されていると考えられる．

　薬物解熱では，NSAIDsあるいはアセトアミノフェンの投与が使用される．両者はプロスタグランジンE合成阻害を介して，視床下部の体温のセットポイントを低下させることで解熱効果を得る．このため，鎮静下あるいは麻酔下でなくても，体温低下が期待できる．

　冷却解熱は，体表クーリングや氷嚢を体幹部にあてる表面冷却が使用される．鎮静は，寒冷反応を抑制し，冷却解熱を併用することで効果的な体温低下をもたらすとされている[2]．しかし，患者が鎮静下でない場合，患者の体温のセットポイントは変化しないので，冷却解熱は寒冷反応（シバリング・立毛筋収縮）を惹起する（図1の矢印の部分，クーリングによって体温は約0.6℃低下しているが酸素消費量は10%増加している）．寒冷反応を生じた場合，特に表面冷却での解熱は困難となり，むしろ，酸素消費量や分時換気量は増加する．解熱療法の有効性が，患者の酸素消費量・脈拍・分時換気量あるいは寒冷

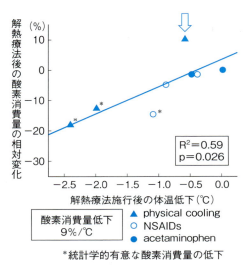

図1 ▶ 解熱効果が酸素消費量に与える影響

反応に伴う不快感の軽減である場合，鎮静下でない状態での冷却解熱は逆効果であり，避けるべきである．

　重症患者の発熱に対する解熱療法に関し，いまだ明確な推奨は存在しない．しかし，重症患者に対する発熱および解熱療法に関する研究は現在，急性期医療のトピックの1つとなりつつあり，血管収縮薬を要する鎮静下の敗血症患者における表面冷却が血管収縮薬使用量減少に与える影響や解熱薬投与がICU滞在期間に与える影響などの情報が得られるようになってきている．

　重症患者に対する解熱療法の効果を検討した大規模RCTが報告されるまでは，解熱療法は，患者の状況に応じて行うしかないが，発熱および解熱療法には前述の如く功罪が存在するため，"「38.5℃になったら解熱療法開始」といったルーチンの解熱療法"は避けるべきである．

【文献】

1) Lee BH, et al. Crit Care. 2012. PMID [22373120]
2) Sessler DI. Anesthesiology. 2000. PMID [10691247]

〈江木盛時〉

Ⅲ. ICU 基本的管理

4 低体温を気にしない

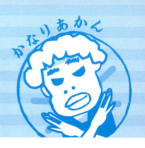

　重症患者の体温低下は，発熱と比較して頻度は低い[1]．しかし，重症患者の体温低下は生体の体温維持機能の喪失や鎮静・筋弛緩・体外循環の施行などによって生じると考えられ，発熱と比較してより重篤な患者で生じやすい．APACHE Ⅱ スコア，敗血症あるいは infection-related ventilator associated complication（感染関連性人工呼吸器関連合併症）[2] の定義においては 36°C 未満が異常値とされている．また，本邦における，敗血症レジストリーによる報告でも，敗血症性ショック患者のうち入室 24 時間以内に 36.5°C 以下の低体温を呈した患者は死亡率が高いことが報告されている（図 1）[3]．

　低体温に対する介入により敗血症患者の予後が改善するかどうかは現時点で不明である．一方，低体温は，徐脈，心収縮力の低下，不整脈，換気応答の低

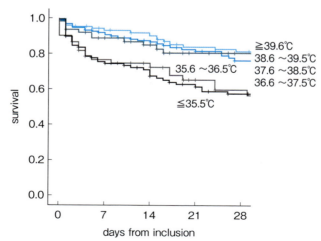

図 1 ▶ 敗血症性ショック患者における ICU 入室 24 時間以内の最低体温が生存率に与える影響
　　　（Kushimoto S, et al. Critical Care. 2013; 17: R271）[1]

下，高血糖，高 K 血症，易感染性などの副作用がある．34℃を下回る低体温では，体外循環の warming，受動的保温，ブランケットなどで緩徐に復温することも考慮される．復温の際には，血管拡張による血圧低下，酸素消費量増大に伴う循環不全・呼吸不全が生じる可能性に留意する．

［文献］
1) Lee BH, et al. Crit Care. 2012. PMID［22373120］
2) Magill SS, et al. Crit Care Med. 2013. PMID［24162674］
3) Kushimoto S, et al. Crit Care. 2013. PMID［24220071］

〈江木盛時〉

5 ICUでの毎日の採血

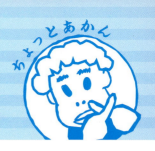

　ICUの重症患者診療において，毎日の採血検査は常識であり，日に3～4回行われることも珍しくはない．もちろん超急性期の病態，進行性の呼吸不全や敗血症性ショックの管理などにおいては，こうした頻回の検査が正当化される場合もある．しかしながら，検査を依頼する原則は，「その結果により，診療方針に変更がありうるかという問いにYesの場合にのみ行う」というものである．たとえ重症患者であっても，不要な検査を行うことに利益が存在するとはいえず，有害事象を引き起こす可能性もある．測定誤差，検査解釈のエラー，誤った検査解釈による追加の侵襲的検査や治療，情報過多による決断への影響，などは診療方針に悪影響するうえ，過剰な検査による医療スタッフへの負担や医療費も問題となる．

　ICUでの検査を診療録監査などにより調査すると，ルーチンで行われているような検査の多くが不要で，結果が何らかの介入につながった例は少ないとの報告は散見され[1]，現状の検査は過剰であることがうかがえる．またICUにおける検査をガイドラインに沿って適応を厳格に判断した複数の介入研究によれば，ガイドラインは最大59%の検査を減らすが，ICUでの死亡率，在室日数，人工呼吸期間などに影響しなかった[2]．本当に検査が必要な病態を評価し，適応を厳格に判断することが求められる．

　一方，オーストラリア・ニュージーランドのICUを対象としたアンケート調査では，回答施設のうち毎日の採血をルーチンにしていなかった施設は12.6%に過ぎなかったが，この比率は，ガイドラインを策定していた施設としていない施設とで差がなく，単にガイドラインを定めた，というだけでは検査を減らすことは難しいことが示唆される[2]．過剰検査を避けるには，単に指針を定めるだけでなく，その普及を促す仕組み，医師だけでなくケアチーム全体への介入，検査の適正使用を促すフィードバックなどを組み合わせた多面的

な介入により,組織文化を変えるアプローチが重要と考えられる[3].

【文献】

1) Gray R, et al. Critical Care. 2014. PMCID [4068698]
2) Flabouris A, et al. Anaesth Intens Care. 2000. PMID [1094676]
3) Merlani P, et al. BMJ. 2001. PMID [11557715]

〈石丸裕康〉

6 ICUにおけるルーチンX線写真

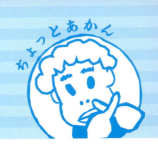

　ICUの患者では，肺野や心陰影の異常所見把握目的の他に，気管チューブや胃管，中心静脈カテーテルなどの位置確認目的で頻繁に胸部ポータブルX線写真が撮像される．なかでも，気管挿管患者に対して毎日X線写真を撮像するべきかどうかには議論がある．1980年代の教科書では「人工呼吸器管理を受けている患者では気胸，肺炎，肺水腫などを理学的所見で発見することは困難で毎日胸部X線検査を施行すべき」とされ，毎日X線写真を撮像することが推奨されていた．しかし，その後，X線写真のルーチン撮像と，臨床上必要時のみのX線写真撮像を比較しても，人工呼吸器管理日数・入院期間・死亡率に差はなく，検査を減少できたという臨床試験およびメタアナリシスが相次いで報告[1]され，ルーチンのX線写真撮影には疑問がもたれている．

　ポータブルX線写真撮影は通常の胸部X線撮像と比較すると，AP撮像（放射線を腹側から背側に照射）のために縦隔は拡大してみえることや，背中にカセッテを入れて撮像することにより斜位の撮像になりやすいこと，深吸気での撮像が困難なこと，仰臥位や座位など体位が一定でないことなどから，高品質な画像撮影が難しい画像検査である．さらに，医療コスト（看護師，技師，医師の労力），医療被曝の問題もある．

　聴診や血液ガス，呼吸パターンなどの臨床症状を評価して，必要時（連日の撮像や，状況によっては1日に数回の撮像）に，胸部X線を撮像して評価することが理想的である．臨床症状の評価なしに，漫然と連日の胸部X線撮像の予定をいれることは適切ではない．

　2013年発表のACR（American College of Radiology：アメリカ放射線学会）の勧告[2]では「呼吸不全の人工呼吸装着患者のルーチンモニタリングとしてのX線写真撮影」は「適切ではない」とされている．ICU入院中のX線写真

で「適切」とされているのは「気管チューブや胃管，中心静脈カテーテルなどの器具挿入後」および「臨床症状の増悪時」とされている．この勧告では「抜管後のルーチン撮影」や「入院時のルーチン撮影」も「適切ではない」とされている．

このようにルーチンのX線写真撮影は「適切ではない」とされているものの，フランスの現状調査では勧告が出た後もICUでのルーチン撮影は44％を占め[3]，現場と勧告の間には解離があると報告されている．一方，ICUでのX線写真撮影で，臨床介入が必要となる予期せぬ所見（チューブ位置異常，胸水，無気肺など）が35％程度にみつかることが報告されている[4]．
- 目的をもたないルーチンX線は行わない
- 撮影画像は責任をもってすみずみまでみる

という2つの姿勢が求められる．

【文献】

1) Hejblum G, et al. Lancet. 2009. PMID [19896184]
2) ACR Appropriateness Criteria®, Intensive care unit patients.
3) Lakhal K, et al. Intensive Care Med. 2012. PMID [23011527]
4) Bekemeyer WB, et al. Chest. 1985. PMID [4053711]

〈濱中訓生　志馬伸朗〉

7 術後 48 時間以内の患者に対する fever workup

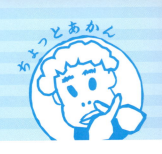

　感染症診断において，"fever workup"という古典的概念がある．これは，主として市中発生の感染症を疑った際に（すなわち，基本的に感染症以外の生体侵襲を受けていない患者において），その原因を効率的に診断するために用いられるスクリーニング法である（表1）．発熱（fever）は，病原微生物の生体内侵襲と増殖（すなわち感染）に伴い，微生物のpathogen-associated molecular patterns（PAMPs）刺激に呼応して生じる反応であり，発熱はワークアップ開始の1つのトリガーとして用いられてきた．

　しかしながら，非感染性侵襲が併存する場合に，"fever workup"を適用してよいか否かについては，熟考の余地がある．非感染侵襲のうち特にICU患者で最も頻繁に遭遇する侵襲は，手術である．手術侵襲は，組織損傷と出血を伴ういわば制御された外傷である．この侵襲に伴い，細胞損傷に起因するdamage-associated molecular patterns（DAMPs）刺激により，損傷局所および全身性に炎症反応が惹起される．この炎症反応の一表現型にも"fever"があり，おおむね術後12〜24時間をピークとする．

　したがって，fever workup適用の前提に，いかなる侵襲刺激に伴い発熱が生じているのか，換言すれば，感染症であるのか否か，をまずは評価する必要がある．また，集中治療室における発熱の3割は薬剤熱であるともいわれる．薬剤熱への対処はfever workupではなく薬剤の整理である．

　術後患者の急性期には，頻繁に発熱を生じる．一般，胸部，血管外科術後症例を対象とした研究では[1]，約1/4の症例が術後72時間未満に発熱を生じ，

表1 fever workup

血液培養2セット
胸部X線
尿培養・尿定性

うち1/3で血液培養が施行されたがすべて陰性であった．また，胸部X線や尿培養検査による感染性診断率はそれぞれ9％および6％と低かった．さらに，術後感染症の大多数は，workupではなく，臨床的診察に基づき確定されていた．

　腹部あるいは心臓手術後患者を対象とした複数の検討からも，術後発熱患者における血液培養の陽性率は3％未満と低いことも指摘されている[2-4]．特に，術後72時間未満，全身状態が良好，複数の血管内留置カテーテルが存在しない場合などでは，血液培養により真の感染原因菌を拾い上げることは困難といえる[5]．

　fever workupは，採血や検査などにコストがかかり，患者侵襲が増大し，医療従事者の手間を増やす負の側面をもつ．特に，血液培養におけるコンタミネーションの検出は，余計な追加検査コストと，不要な抗菌治療を飛躍的に増やす危険性がある．したがって，術後72時間未満の発熱に対して，"ルーチンの"患者診察を伴わないfever workupは行わない方がよい．

【文献】

1) Lesperance R, et al. J Surg Res. 2011. PMID [20655062]
2) Mellors JW, et al. Am Surg. 1988. PMID [3415099]
3) Bor DH, et al. J Gen Intern Med. 1988. PMID [3357068]
4) Filker R, et al. Obstet Gynecol. 1979. PMID [424109]
5) Theuer CP, et al. Am J Surg. 1991. PMID [1670237]

〈志馬伸朗〉

8 安定した自己排尿可能な患者に対する3日を超える膀胱留置カテーテル使用

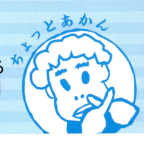

　入院中患者，特にICUの重症患者では，膀胱留置カテーテルが頻繁に留置されている（むしろ留置されていない患者のほうがまれではないだろうか？）．カテーテル関連尿路感染症（catheter-associated urinary tract infection: CAUTI）は最も頻度の高い病院関連感染症の1つであり，不要なカテーテルの抜去が強く勧められている．米国の統計では，留置により3～10%／日の細菌尿が起こり，うち10～25%が尿路感染を起こし，これは1,000カテーテル留置日あたり1.4～1.7の発生率に相当する．日本での調査でも1,000カテーテル留置日あたり1.3程度の感染率が報告されている［環境感染症学会調査　(http://www.kankyokansen.org/modules/iinkai/index.php?content_id＝6)］．

　このような事実を背景に，多くのガイドラインが不要な挿入を避け，期間を最小限にするよう強く推奨している[1]．膀胱留置カテーテルを挿入する場合，適応をよく考える必要があり，尿量の厳密なモニタリングが必要なクリティカルな患者，尿道閉塞の解除，外科術後，終末期など以外では留置の適応はなく，カテーテル以外の手段代替策（間欠的導尿や，コンドームカテーテルなど）も検討すべきとされる．

　しかし，ガイドラインの存在にもかかわらず，不要な膀胱留置カテーテルは減っていないとの報告がある．ガイドラインにおける「クリティカル」という言葉が曖昧で幅広い解釈を生むこと，目の前の患者にとってカテーテルが不要な状況に当てはまるのかどうかがわかりにくいこと，代替手段の適応が具体的でないことなどがその要因としてあげられる．

　Meddingsらは，問題解決の一助としてAnn Arbor基準を提唱した[2]．これはRAND/UCLA Appropriateness method（適応適切性評価法）を用い，カテーテル挿入が検討される臨床シナリオを網羅的にあげ，集約されたエビデン

スをもとに，多職種でさまざまな分野の専門家からなるパネルにより適切，不適切，不明の3段階に格付けしたもので，ガイドラインの抽象的な推奨をより目の前の患者に適応しやすくしたものである．膀胱留置カテーテルのみでなく，間欠的導尿，コンドームカテーテルなどの管理手段それぞれについて適切使用，不適切使用の条件が列挙されている．たとえば膀胱留置カテーテルでは105件のシナリオのうち43件が適正，48件が不適，14件が不明とされた．不適な例として，

- ICUにおいて適応がないままルーチンでの挿入
- 排尿のために起き上がることを減らすことにより転倒を予防しようとする目的での挿入
- 便失禁や下痢患者で，尿路感染予防目的の挿入

などがあげられている．

　膀胱カテーテルの留置・管理は，救急外来をはじめ多くの部門，多くの職種がかかわり，患者の希望など含めて多種多様な状況がある．不要な留置を減らすためには，単にガイドラインを学ぶだけでなく，それをいかに施設にあわせて実行できる形に落としこむか (implementation) が課題である．一般に，カテーテル留置後3日目には急性期の病態が一段落していることも多く，そのようなタイミングで留置の必要性を見直す，という文化を施設内で共有することが留置期間短縮の第1歩になるのではないだろうか．

【文献】

1) Gould CV, et al. Infection Control. 2010. PMID [20156062]
2) Meddings J, et al. Ann Intern Med. 2015. PMID [25938928]

〈石丸裕康〉

9 人工呼吸中患者に対する肺炎予防目的での機械的口腔ケア

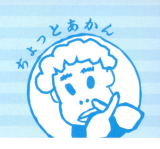

　口腔内汚染，とりわけ歯垢（dental plaque）は，肺炎原因菌のリザーバーであり，誤嚥を通じて肺炎の危険性を増すために，口腔清掃は肺炎予防に重要とされてきた．口腔清掃の手段としては，海外ではクロルヘキシジン（chrolhexidine：CHX）による口腔ケアが推奨されている．最新のメタ解析では，0.12～2% CHX 使用による人工呼吸器関連肺炎（VAP）相対リスクは 0.67［0.50-0.88］で，数少ない肺炎予防策の1つとされている[1]．

　一方，2014年に報告されたメタ解析結果は衝撃的であり[2]，CHX による口腔内殺菌は，VAP 軽減効果はあるものの，生命予後を悪化させる危険性があるというものであった．幸か不幸か，高濃度 CHX の粘膜面への使用は，日本ではアナフィラキシーショックへの懸念から認められていない．いずれにせよ日本の現場でのプラクティスにおいて CHX を考慮する状況はないであろう．日本では，ポビドンヨード製剤の口腔内塗布は可能である．しかし，ポビドンヨードによる選択的口腔咽頭除菌（selective orpharyngeal decontamination：SOD）は VAP 発生率を下げないばかりでなく，急性呼吸窮迫症候群の発生頻度を高めるとの報告がある[1,3]．消毒剤が何であれ，口腔内投与することにより下気道内に誤嚥する危険性があり，その結果として下気道粘膜や肺胞に化学的障害をきたし，患者転帰に負の影響を及ぼすことは十分に考え得る．

　一方，歯ブラシやスポンジなどを用いた機械的清掃には，歯垢除去により殺菌剤には手のとどかないバイオフィルム内の微生物も除去できる利点がある．しかし，現時点で利用できる臨床的エビデンス上は，VAP 予防効果は不明である．2013年に報告されたメタ解析では，機械的清掃は VAP の発生率を低下させなかった（相対リスク 0.77［0.50-1.21］）[3]．日本のエキスパートが提唱するごとく[4]，機械的清掃は，適切なタイミングと適切な手技の元に行え

ば，ある一定の効果を示す余地は残っている．しかしながら，特に歯科口腔専門家自らによる，あるいは指導下"以外"の，VAP予防目的での一律の機械的清掃の適用は，少なくとも現行のメタ解析を翻す質の高い臨床知見が得られるまでは慎重に対応すべきであろう．

【文献】

1) Labeau SO, et al. Lancet Infect Dis. 2011. PMID [21798809]
2) Price R, et al. BMJ. 2014. PMID [24687313]
3) Alhazzani W, et al. Crit Care Med. 2013. PMID [23263588]
4) Kishimoto H, et al. Am J Respir Crit Care Med. 2007. PMID [17277293]

〈志馬伸朗〉

10 ポビドンヨードによる創部，体腔の消毒

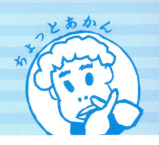

　ポビドンヨードは，広い抗微生物スペクトルをもち，褐色であるために消毒範囲がわかりやすく，粘膜面にも使用可能な消毒薬である．特に日本では，体腔への使用なども散見される．しかし，ポビドンヨードによる体腔消毒の有用性は確立しているとはいえない．

　外傷などの急性創傷では，たとえ深い傷であったとしても，感染が成立していなければ消毒薬による"除菌"の意義はなく，生理食塩水などによる"洗浄"を勧める意見がある[1]．消毒薬には組織障害性があり，漫然とした消毒は創傷治癒を遷延させる危険性も指摘される[1]．救急外来において縫合される創部洗浄に，生理食塩水にポビドンヨードを加えても感染率は変化がないとする報告もある[2]．定期手術の創部を対象とした検討では，有効とするものとそうでないとするものが混在している．1998年にJengらは術前の消毒薬としてポビドンヨードゲルアルコールとアルコールを比較し，24時間後の細菌増殖が前者で抑制されていることを示した[3]．その一方，2001年にMeierらは発展途上国において手術患者200人に皮膚消毒薬として市販の石鹸とポビドンヨードを割付け，感染症の発生率に有意差がないことを示している[4]．

　一方で，ポビドンヨードは感染体腔洗浄にも用いられてきた．1979年に報告された168例の術中腹腔内汚染に対する前向き試験では，生理食塩水による洗浄では膿瘍形成が10.2%だったのに対してポビドンヨード希釈液では1.3%であった（$p \leq 0.05$）[5]．ただし，胸腔内，腹腔内，膀胱内および関節腔内などへの消毒薬の使用は，その吸収と，頻脈性不整脈や致死的なアレルギーなどの有害事象が報告されており，添付文書で禁止されていることからも控えたほうがよいとの意見がある[6,7]．

　なお，これらの研究のほとんどは1990年以前に行われた古い研究であるこ

とにも注意が必要である．少なくとも21世紀において，ポビドンヨードを創傷部や体腔部へ適用することの是非を検討した質の高い臨床検討は見当たらないことも踏まえ，その積極的な使用を勧める根拠には乏しい．

【文献】

1) レバヴー・アンドレ．創傷治癒のための消毒の是非．In: 古江増隆，編．新しい創傷治療のすべて．東京：中山書店; 2013. p.11-6.
2) Dire DJ, et al. Ann Emerg Med. 1990. PMID［2344089］
3) Jeng DK, et al. Am J Infect Control. 1998. PMID［9795677］
4) Meier DE, et al. World J Surg. 2001. PMID［11344395］
5) Sindelar WF, et al. Surg Gynecol Obstet. 1979. PMID［369009］
6) 感染症学会．院内感染対策講習会 Q&A．2006．p.117．
7) Kuijpers HC. Dis Colon Rectum. 1985. PMID［4017806］

〈吉田浩輔　志馬伸朗〉

11 ゲンタマイシン軟膏による創感染予防

　ゲンタマイシン軟膏はアミノグリコシド系抗菌薬ゲンタマイシンを0.1%含有し，残りの99.9%はワセリンなどの基剤からできている．ゲンタマイシンは皮膚から吸収されにくく，1FTU（finger tip unit）を塗布することで，皮膚表面では895μg/mLの濃度を得ることができる．添付文書によると適応は表在性皮膚感染症，慢性膿皮症，びらん・潰瘍の二次感染の治療であるが，臨床現場では，感染徴候がみられない創部に塗布されていたり，リンデロンVG®などステロイド軟膏に含有され，虫刺されや軽い熱傷に塗布されている場面をみることがある．これらの使用法は果たして適切なのか？　予防的なゲンタマイシン軟膏塗布の有効性，副次作用について検討する．

　2006年にDixonらは，1,801患者の術後創部処置を，軟膏なし群，油脂性軟膏塗布群，抗菌薬含有軟膏塗布群の3群に無作為に割付けし，抜糸時の感染発生率を比較した[1]．結果，感染率はそれぞれ1.4%，1.6%，2.3%で，統計学的に有意差は認められなかった（$p = 0.490$）．

　抗菌薬含有軟膏が細菌の抗菌薬に対する耐性獲得に関連することは，多くの研究で報告されている[2,3]．2008年に本邦の皮膚科開業医療施設で，1998年から2004年までの7年間の皮膚感染症の培養検査，薬剤感受性結果が検証された[2]．その結果，ゲンタマイシンへの感受性は7年間で43.8%から30.9%へと低下しており，ゲンタマイシンを皮膚感染症に対する外用剤として使用すべきでないと結論づけている．

　2008年に示された創感染に対する国際コンセンサス[4]のなかでは，「感染が成立している創傷の管理においても，アレルギー反応のリスクと細菌耐性を極力抑えるために，抗菌薬の局所使用は通常避けるべきである．」と明記されている．

創部皮膚が無菌状態となることはなく，抗菌薬を使用した場合には耐性菌が選択的に増殖すると考えられる．感染の成立していない創部に対して予防的にゲンタマイシン軟膏を使用することは避けるべきである．

【文献】

1) Dixon AJ, et al. Br J Surg. 2006. PMID [16779878]
2) 岩木真生, 他. 薬学雑誌. 2011; 131: 1653-9.
3) 藤田　繁. 日本皮膚科学会雑誌. 2008; 12: 2421-8.
4) World Union of Wound Healing Societies (WUWHS). Principles of best practice: Wound infection in clinical practice. An international consensus. London: MEP Ltd; 2008.

〈吉田浩輔　志馬伸朗〉

12 ドレーン排液の培養

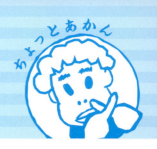

　術後のドレーンや膿胸に対する胸腔ドレーンなど，臨床現場ではその時点での感染合併の有無にかかわらず体内にドレーンが挿入されている場合がある．例えば膿胸の場合，胸腔ドレーンを挿入した直後の液体を原因菌検索のため培養検査に提出することは一般的に行われている医療行為である．しかし，挿入後数日経ってからのドレーンの排液を細菌培養検査に出したことはないだろうか．

　ドレーンはたとえ清潔操作で挿入されたものであっても，その後も無菌状態でありつづけるということはあり得ない．留置中のドレーンには表皮ブドウ球菌などの皮膚常在菌や環境菌，真菌などの多様な菌が付着している[1]．このドレーンからの廃液を培養に提出したとしても，感染症の起因菌ではなく，ドレーンに付着しているだけの菌を培養してしまい治療をミスリードしてしまう可能性がある．表皮ブドウ球菌は現状ではその多くがメチシリン耐性であるため[2]，本来不要なバンコマイシンなどの薬剤投与がなされてしまう恐れがある．

　例えば腹膜炎を疑い腹水を培養検体として提出したい場合には，ドレーンから採取するよりも腹腔を直接穿刺し培養検体を採取することが望ましい．

　日本の学会報告[3]では，膵頭部切除術後のドレーン廃液を術後1，3，5，7日目に提出したところ，培養陽性率は14.8％，26.1％，46.9％，77.1％で腸内常在菌の割合は術後経過とともに低くなる傾向を認め，逆に皮膚常在菌や環境菌は増加したとされている．

　このように，原因菌の検索目的にドレーン排液からの検体を提出するという方法はあまり意味がなく，培養対象とすべきでない[4]．

【文献】

1) 青木　眞.【質問への回答】その1 ベッドサイドでの感染症コンサルテーション力 Up 講座. 感染症診療の原則. 2011.
http://blog.goo.ne.jp/idconsult/e/23f8e9e522db86c74288c0daf9c6d534
2) National Nosocomial Infections Surveillance (NNIS) System. Am J Infect Control. 2002. PMID [12461510]
3) 末永雅也. 第112回日本外科学会定期学術集会抄録集, 2012.
4) 青木　眞. レジデントのための感染症診療マニュアル. 第3版. 東京: 医学書院; 2015.

〈吉田浩輔　志馬伸朗〉

13 観血的動脈圧測定の加圧バッグ液中のヘパリン添加

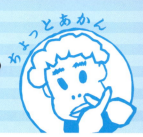

　救急外来やICUで遭遇する重症患者では，観血的動脈圧モニタリングがよく行われる．その際に耐圧チューブ内をヘパリン加生食（500mLの生食バッグに1,000〜2,000単位程度のヘパリンを混注）で満たすという手法が以前から一般的に行われてきた．このラインは300mmHgの加圧で約2mL/hの流量でバッグ内溶液が流出し，血栓形成による閉塞を予防しているが，そのなかにヘパリンを混注することで，血栓形成をさらに抑制しようとする意図がある．では，このヘパリン加生食は閉塞予防に対してどれほど有効なのであろうか．

　2008年にCotilloら[1]によって，動脈ラインのヘパリン加圧バッグに関しての単施設無作為化比較試験が報告されている．計133名の患者をヘパリン群，生食群に分け評価が行われ，両群間でカテーテル使用期間（5.1日 vs 5.4日，$p = 0.7$），閉塞による抜去率（8% vs 18%，$p = 0.09$），カテーテル抜去時の開通性（92% vs 82%，$p = 0.09$），動脈圧の信頼性（69% vs 65%，$p = 0.6$），波形の許容性（88% vs 79%，$p = 0.2$），機能性（58% vs 52%，$p = 0.5$）などいずれも統計学的には有意差を認めなかった．2014年に報告された系統的レビュー[2]でも，動脈圧カテーテルの閉塞予防や機能維持のためのヘパリン加生食の使用を支持する根拠はpoor qualityであると結論づけている．

　現状で動脈ラインの加圧生食バッグにルーチンでヘパリン混注を行うことは，根拠に乏しい．血栓閉塞や機能異常などのトラブルをきたしやすい場合にのみ，ヘパリンの混注を試みてもよいのかもしれない．重要な合併症として，ヘパリンは少量の投与であってもheparin induced thrombocytopenia（HIT：ヘパリン起因性血小板減少症）を引き起こす可能性があることを忘れてはいけない．HITはまれと考えられがちであるが，まだまだ認知度が低くDICと誤診されるケースも少なくない．HITは血小板数の低下自体より血栓症が問題

となり致死的となりうる危険な合併症である．動脈ラインそのものは治療介入ではなく，単なるモニタリングであることも鑑み，不要なヘパリン投与は極力避けるべきである．

【文献】

1) Del Cotillo M, et al. Intensive Care Med. 2008. PMID [17938887]
2) Robertson-Malt S, et al. Cochrane Database Syst Rev. 2014. PMID [24825673]

〈吉田浩輔　志馬伸朗〉

14 静脈血液ガス分析での乳酸値評価

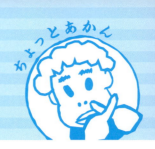

　静脈血液ガス（venous blood gas: VBG）はその採取の簡便さ故に，動脈血液ガス（arterial blood gas: ABG）の代用として臨床現場でよく用いられている．動脈穿刺による採血は患者の苦痛や出血量が増える可能性があり，VBGではルート確保時の静脈血採取のみで検査が行えることに利点がある．ではVBGのデータがABGと相関するかどうかだが，最近のメタ解析でpHは動脈血で静脈血よりも0.033［95% CI: 0.027〜0.039］高く，HCO_3^-は動脈血で1.03mmol［95% CI: −1.50〜−0.56］低いという報告がある[1]．このことから，PaO_2や$PaCO_2$以外の項目（pHやHCO_3^-，電解質，血糖など）を迅速に調べたい場合にはVBG測定で代用することも可能と思われる．

　では乳酸値は通常の静脈血からの採血でも信頼できる値を得ることができるだろうか？　通常四肢の血管からの採血では駆血帯を巻き，静脈血をうっ滞させたうえで採血を行うが，駆血の程度や時間によっても乳酸値が上昇してしまう可能性がある．前述の論文[1]でも，ABGの乳酸値はVBGよりも0.25mmol/L［95% CI: −0.35〜−0.15］低い結果となったが，乳酸値が基準値外の場合にはVBGとABGで一致率は低い結果となった．VBGで乳酸値が正常値であった場合，ABGでも正常値を示すと考えられた．

　結論としては通常の末梢静脈採血での乳酸値の信頼性は高くないが，VBGにおける乳酸が正常値の場合にはおそらくABGでも正常値となると考えられる．VBGを使用する場合には，ABGと比較してどの項目が信頼できるデータとなるかを理解しておく必要がある．

【文献】
1) Bloom BM, et al. Eur J Emerg Med. 2014. PMID［23903783］

〈吉田浩輔　志馬伸朗〉

Ⅲ. ICU基本的管理

15　動脈ラインを素手で挿入する

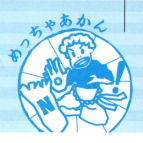

　標準予防策とは，すべての患者は伝播する病原体を保有していると考え，患者および周囲環境への接触前後に手指衛生を行い，血液・体液・粘膜などに曝露するおそれのあるときは個人防護具を用いる手法である．個人防御具としては，手袋，マスク，プラスティックエプロンまたはガウン，アイシールド / フェイスシールド / ゴーグル）がある．

　末梢静脈ラインの留置において，1年間にすべての医療従事者の13％が血液曝露するとの報告がある[1]．動脈ラインの挿入は，さらに高頻度に血液に接触するリスクを有する危険な処置である．この場合に標準予防策を適用しない理由は見い出し難い．

　一方，患者感染予防の観点からも，手袋とりわけ滅菌手袋の着用が必要である．動脈ラインは，血管カテーテル関連血流感染症の主要感染源である．動脈ライン関連血流感染症の発生頻度は1,000カテーテルあたり3.4，1,000カテーテル日あたり0.96との報告があり[2]，看過できない．挿入時に施術者が適切な感染予防策を講じることで，患者血流感染リスクを減じうる．最近のメタ解析で，対象となった49研究中，滅菌手袋を用いていないのは1974年の1研究のみであり，その他の研究はすべて滅菌手袋を着用していることは特記すべき点である[2]．なお，本研究では滅菌手袋のみでの手技と，マキシマルマリアプレコーション（帽子，マスク，滅菌手袋，ガウン，大きなドレープ）が使用されているが，この2手技間において明確な感染症発生率差は認めていない．現時点では，ガイドライン通り[3]，"帽子，マスク，滅菌手袋，清潔穴あきドレープ"，の使用が推奨されよう．

　臨床現場では，例えば新生児，乳児患者などで，"動脈に触れ難い"などの理由から，素手での手技を選択される医療者が存在するようであるが，残念だ

がこれは論外である．

　すべての患者における動脈ライン挿入手技において，素手での手技は避ける．

【文献】
1) Jagger J, et al. Nursing. 2011. PMID［22089909］
2) O'Horo JC, et al. Crit Care Med. 2014. PMID［24413576］
3) O'Grady NP, et al. Am J Infect Control. 2011. PMID［21511081］

〈志馬伸朗〉

Ⅳ. 呼吸

1 挿管時の肩枕

　非挿管時の気道確保の一手段として，肩枕の挿入による頭部後屈体位があり得る．しかし，この体位は，喉頭鏡を用いた気管挿管手技中の適切な体位ではない．

　喉頭展開を容易にするには，口腔軸と喉頭軸が可及的に一致するような体位を選択すべきである．これは，臭いを嗅ぐ時の体位（sniffing position）と称され，後頭下に枕を挿入することで達成される（図1b）．肩枕の挿入（頭部後屈）は，これと正反対の行為となり，喉頭が前方位置化し，口腔軸と喉頭軸の不一

a. 枕なし

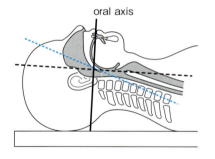

b. sniffing position

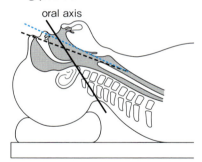

c. 肩枕（非挿管時における頭部後屈による気道確保を促す体位）

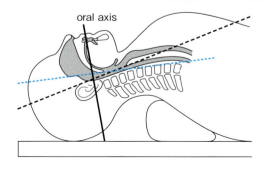

図1 ▶ sniffing position
黒破線：lavyngeal axis
青破線：pharyngeal axis

致が増すことが理解される（図1c）．

　2014年の報告では，頭枕なし，6cmの厚さの枕（sniffing position），10cmの厚さの枕（elevated sniffing position）で比較した場合，喉頭展開困難症例（Cormack & Lehane グレード3以上）の発生率は，8.4%，2.4%，1.2%であった[1]．別の報告では，肥満患者や頸椎可動制限患者でsniffing positionの効果が顕著であった[2]．なお，高さに関しては，9～10cm枕を基本とし，短頸あるいは乳幼児ではより低くする選択が[3]，挿管困難例ではより高くする選択がありうる[4]．

　挿管手技は，できるだけやさしく安全に行える工夫を行ったうえで施行されるべき救命処置である．現時点では，すべての患者においてsniffing positionを基本体位とするのが望ましく，"肩枕"は避けるべきである．
　適切な体位を，経験の少ない研修医や補助を行う看護師などに広める余地があり，シミュレータを用いた教育や訓練での体感が重要であろう．

【文献】
1) El-Orbany MI, et al. Clin Anesth. 2015. PMID [25468586]
2) Adnet F, et al. Anesthesiology. 2001. PMID [11605921]
3) Park SH, et al. J Anesth. 2010. PMID [20526887]
4) Schmitt HJ, et al. J Clin Anesth. 2002. PMID [12208436]

〈志馬伸朗〉

2 呼気 CO_2 検出のみにより食道挿管を否定する

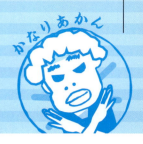

　呼気 CO_2 濃度測定装置（カプノメータ，カプノメトリ）は，気管挿管時，気管チューブが食道ではなく気管内に留置されたことを確認するために，必須の機器である．

　しかし CO_2 の検出⇒挿管成功とならないことに注意しなければならない．マスク換気により肺からの呼気を胃に押しこんだときや炭酸飲料摂取後であれば胃や食道に CO_2 貯留はありえる．したがって，食道挿管による食道換気であっても呼気 CO_2 が検出されることはありえる．ただし，絶対値は高くなく換気するにつれて急減することが特徴である．

　一方，カプノメータによる呼気 CO_2 濃度を経時的測定することにより，波形の評価，連続的評価，および呼気終末 CO_2 分圧の評価が行える．カプノグラム（呼気 CO_2 波形）を観察することにより，換気継続に伴い CO_2 濃度は低下しないこと，正常波形であること，$EtCO_2$ の絶対値を評価すること（ある程度波形の高さがあること），などにより食道挿管を否定する．少なくとも 6 回以上換気し，呼気 CO_2 を評価する．

　呼気 CO_2 濃度測定装置の波形はカプノグラムとよばれる．食道挿管の否定には連続する矩形波形を確認することが重要である．数値だけが表示されるタイプの呼気 CO_2 濃度測定装置はカプノグラムを確認できないため数字だけで評価をすることとなるが，先の食道挿管による呼気 CO_2 を「挿管成功」と誤認するケースが少なからずあり勧められない．

　かつては，「呼気 CO_2 濃度測定装置＝換気を評価するためのモニター」であった．先の食道挿管の否定に加えて

- $EtCO_2$ は $PaCO_2$ に近似することから血液ガスを測定せず $PaCO_2$ を継続的に推定できる
- $EtCO_2$ と $PaCO_2$ に較差があるときは肺塞栓などの換気-血流不均等の存在を疑う
- $EtCO_2$ がゼロあるいは低いときはエアウェイトラブル（人工呼吸器の故

障・気管チューブのずれや閉塞）などを考える
- $EtCO_2$ の基線がゼロより高いときは再呼吸（換気量に比して解剖学的死腔が大きすぎる・人工呼吸器回路の組み立てミスや故障）を考える

など人工呼吸器管理において欠かすことのできないモニターである．

近年，「呼気 CO_2 濃度測定装置＝心停止あるいは心停止に近いときの循環のモニター」として特に蘇生時の役割が増している．「気管（肺）から CO_2 排出がある⇒肺動脈から肺胞に CO_2 が供給されている⇒肺動脈の流れがあり全身組織から排泄物である CO_2 が運ばれてきている⇒全身の血管はループであり，肺動脈が流れているということはそれ以外の循環も流れている」という発想から「カプノグラムの波形高＝心拍出量の反映」と評価する．

- 心肺蘇生中波形高が高い⇒良好な胸骨圧迫が行えている（CPR の質の評価に使える）
- 心肺蘇生中波形高が低い⇒良好な胸骨圧迫が行えていない，または蘇生に反応していない

AHA ガイドライン 2015 の新項目において「挿管患者において $EtCO_2$ が 20 分間の CPR 後に 10 mmHg 以下である場合，蘇生努力を中止する時期を決定する集学的アプローチの 1 つの要素と考慮してもよいが，これを単独で用いるべきではない」とされた（CPR 不成功の予測に使える）．

- 心肺蘇生中に急に波形高が高くなった⇒自己心拍再開（ROSC: return of spontaneous circulation）のサインかもしれない（CPR 成功の気づきに使える）．

呼気 CO_2 濃度測定装置は，挿管の確認のみではなく蘇生の質・成功・失敗まで評価できることから，呼気 CO_2 濃度測定装置を心配蘇生時に用いることは今やマストであり，多くの蘇生ガイドラインにおいて明記される．

ただし，心停止による蘇生中や心停止に近いとき「カプノグラムの波形高＝心拍出量の反映」であるが，心停止でないときは換気の要素の方がはるかに大きく，「カプノグラムの波形高≠心拍出量の反映」である．

また時として代謝量のモニターとなることもある．
- 代謝亢進＝ CO_2 産生量は増大（例：麻酔中の悪性高熱症の発症）
- 代謝減少＝ CO_2 産生量は減少（例：極度の低体温時）

〈蒲池正顕　小尾口邦彦〉

Ⅳ. 呼吸

3 胸部 X 線写真のみで気胸を除外診断する

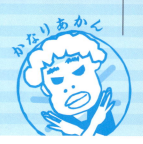

症例 80 歳男性

乗用車にはねられ，左気胸・骨盤骨折を認め左胸腔ドレーンを挿入し，経力テーテル的動脈塞栓術を実施した．ICU 入室後に再度の酸素化の増悪を認めたためポータブル胸部 X 線写真（Xp）を撮影したが明らかな異常所見を認めなかった．胸部 CT を撮影したところ，新規右肺気胸がみつかった．

a. 気胸は胸部 X 線で除外できるのか？ CT よりも手軽なよい方法はないのか？

気胸診断のゴールドスタンダードが CT であることはいうまでもないが，人工呼吸器装着中の ICU 患者を CT 室まで移動させるのはかなりの労力を要し，搬送中のトラブルリスクがある．仰臥位で撮影されたポータブル胸部 X 線は，気胸の診断に不正確であることはよく知られている（occult pneumothorax）．胸部 X 線の気胸における特異度は 99.4％ と高いが，感度は 50.2％ と低い．結果として，30 ～ 40％ もの見逃しが発生するうえ，重篤化の危険がある．

上記症例は肺が背側に虚脱し，胸部 X 線では detect できなかったのである．

ICU や ER にて簡便かつ非侵襲的手段としての肺エコーの有用性が示唆されている．胸部 CT をゴールドスタンダードとした場合の感度は 90.0％，特異度は 98.2％ との報告もあり，信頼性が高い．

b. 気胸診断のための肺エコーの基礎

1）プローブ選択

リニアまたはコンベックスプローブを選択する．気胸診断において胸膜の描出が重要なので深度としては 7cm 前後がよい．

2）正常肺エコー

まずは正常肺の所見を描出する．肋骨に垂直にプローベを当て，bat-sign を見つけることがポイントである（図1）．bat-sign は肺エコーの大家 Daniel Lichtenstein が命名し，コウモリが超音波により位置情報を把握し飛行することに由来している．shadow を引く肋骨と最も明るい線である胸膜がみえる．この胸膜が呼吸に合わせて動く所見を lung sliding（LS）といい，心拍に合わせて振動してみえるのを lung pulse（LP）という．両者とも臓側胸膜と壁側胸

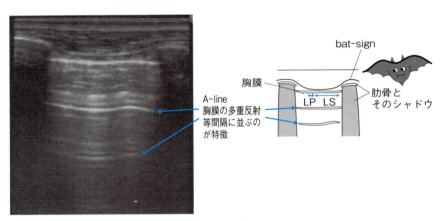

図1 ▶ 正常肺

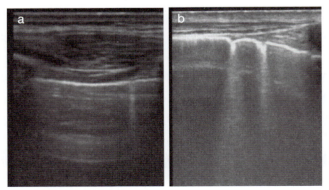

図2 ▶ comment tail artifact と B-line
a：commet tail artifact. 見た目頼りないチラチラ
b：B-line. ギラギラした見た目である．A-line を切断し，幅広，減衰しないのが特徴

膜が接していることを表しており，"肺がそこで動いている"ことを意味している．

　lung sliding の確認方法としてはパワードップラーで胸膜の動きを強調する方法やMモードでsea-shoreサインを確認する方法がある．seashore（海辺）というのは，胸膜の上側が波打ってみえ，胸膜より下の肺実質部がアーチファクトとして砂浜のようにみえることをいう．

　また正常肺では胸膜前後でアーチファクトが生じることでcomet tail artifact（彗星の尾）が認められることがある（図2）．comet tail artifact は，B-lineとよばれることもあり，胸膜直下からの高輝度レーザー状にアーチファクトが放出され，1肋間に3本以上ある密な場合などは肺水腫などを疑う所見でもある．

　これら，lung sliding や comet tail artifact/B-line を認めると気胸は除外可能である．

3）気胸肺

　気胸肺では"動いている肺がない"ことをみる．つまり，lung-sliding がないことで気胸を疑う．その際，先ほどのseashoreは認められず，胸膜の上下で同じ横縞しか認められなくなり，バーコード/stratosphere（成層圏）サインとよばれる像がみられる（図3）．"肺が動いていない"ことを確認した後は正常肺と気胸肺の境界を探す作業に移る．肋骨に並行にプローベを当て，エコープローベを肋間に沿ってスライドさせていくと，動きのある正常肺と動きの

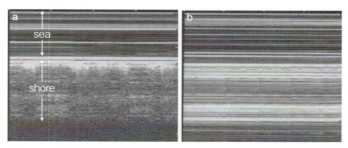

図3 ▶ Mモード
a: 正常肺のsea-shoreサイン．sea（波）とshore（砂浜）の2層になってみえる．
b: 気胸肺のバーコードサイン．境目ははっきりせず，同様の横じまが並びバーコード様にみえる．

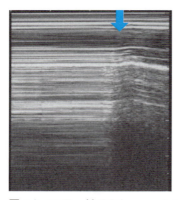
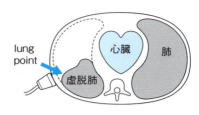

図 4 ▶ M モードでの lung point
正常肺と気胸肺境目を確認できる．呼吸に合わせて seashore とバーコードが交互に出現

ない気胸肺の境目をみつけることができる．M モードでは seashore サインと stratosphere サインの境目がみられる（図 4）．これを lung point といい，この所見があれば気胸と診断することができる．

肺エコーによる気胸の診断は，
　step 1：lung-sliding, lung pulse や comet tail artifact/B-line が認められ
　　　　　ない＝"動いている肺がない"＝気胸の疑い（除外所見）
　step 2：lung point を確認＝気胸と診断（確定所見）
となる（図 5）．

おわりに

現在，肺エコーは気胸の診断だけではなく，肺炎の診断，肺うっ血の評価，横隔膜の動きの評価，呼吸不全診断など幅広く活用されており，有用な診断ツールとなり得る．

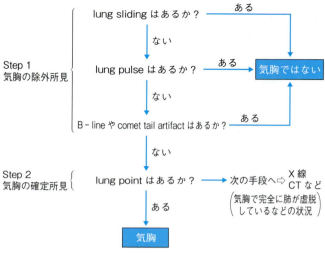

図5 ▶ エコーを用いた気胸診断フローチャート

【文献】

1) Alrajhi K, et al. Chest. 2012. PMID [21868468]
2) Moore CL, et al. N Engl J Med. 2011. PMID [21345104]
3) Tumer JP, et al. Emerg Med Clin North Am. 2012. PMID [22487114]
4) Lichtenstein DA, et al. Crit Care Med. 2005. PMID [15942336]
5) Vicki E, et al. Manual of emergency and critical care ultrasound. 2nd ed. Cambride University Press; 2011.

〈宮﨑勇輔　小尾口邦彦〉

4 両側肺野の透過性低下を即 ARDS と診断し治療する

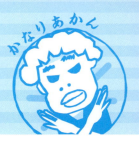

　ARDS（acute respiratory distress syndrome）は重症の呼吸不全を引き起こす病態定義であるが，その悪名高さ（?!）ゆえに，「胸部 X 線で両側性の肺炎を起こしていて ARDS と思います．シベレスタットで治療しようと思います!!」といった安易なアンカリングが行われやすい．

a. そもそも ARDS とは

　ARDS の概念は 1967 年の Ashbaugh らによる症例報告から始まった．彼らは敗血症や外傷など様々な原因により異常な頻呼吸や低酸素血症，胸部 X 線での両側肺野の透過性低下，肺コンプライアンスの著明な低下をきたす予後不良の症例を報告した．その後，これら予後不良の疾患群を ARDS と命名した．治療法などを模索するために，AECC（American-European Consensus Conference）により「ARDS とは何らかの侵襲によって生じた肺血管の炎症性変化および透過性亢進が主体の病態である」という認識のもとに診断基準が設けられた．さらに AECC の定義の問題点を補うために 2012 年に新たに Berlin 定義が提唱された．表 1 および表 2 にこれら 2 つの定義を掲載するが，Berlin 定義の AECC 定義との相違点としては，

- 急性の定義を 1 週間と明確にした
- ALI を廃して P/F 比による重症度分類を行った
- 酸素化の評価に PEEP $\geq$ 5cmH$_2$O という条件を付け加えた
- 胸部 X 線所見に関しての記載がより具体的となった
- 使用頻度の減少傾向にある肺動脈楔入圧による心不全評価が除外された

など細部にわたる．Berlin 定義の使用により死亡率予測への信頼性が高まったとの報告もある．従来 ARDS の診断には "心不全の否定" が必要条件であった．心不全，ARDS ともに肺水腫を引き起こすが，前者は静水圧上昇，後者は血管透過性亢進が病態であり，"両者は合併する" ことがありえる．"心不全のみでは説明できない肺水腫" とした点が重要である．

表1　AECC定義

発症時期	急性
画像所見	両側浸潤影
肺動脈楔入圧	18mmHg以下または臨床的に左房内圧上昇の所見なし
酸素化	ALI: P/F ≦ 300，ARDS: P/F ≦ 200 ☆ PEEPに関わらず

表2　Berlin定義

発症時期	何らかの侵襲または新規に増悪した呼吸器症状が出現してから1週間以内
画像所見	胸水，無気肺，または結節影では説明のつかない両側浸潤影
肺水腫の原因	心不全や過剰輸液では説明のつかない呼吸不全. ARDSの原因がはっきりしない場合は，心エコーなどの客観的指標を用いて評価が必要
酸素化	mild: 200 < P/F ≦ 300, moderate: 100 < P/F ≦ 200, severe: P/F ≦ 100 ☆ PEEPまたはCPAP ≧ 5cmH$_2$Oにて評価

b. ARDSと診断するために

「急性発症の両肺野の浸潤影があり重症感もある」となるとすぐにARDSという"便利な"診断に飛びつくシーンが見受けられる．しかし，ARDSの罹患率はミネソタ州での研究では82.4人（10万人年対）であったのが，38.9人（10万人年対）に減少傾向にあり，心不全ほど頻繁に遭遇する疾患群ではない．

そのため両側肺の浸潤影をみれば，まずは心原性肺水腫や両側性の胸水の可能性を考える必要がある（表3）．胸部X線による評価は困難であり，超音波検査（心臓，肺）やCT検査の実施も考慮される．

c. まずは原疾患の治療が大切

ARDSの診断とともに同時進行で進める大切なことが，ARDSの原因となった"何らかの侵襲"を特定することである．ARDSはあくまで症候群であり，ARDSと診断したからといって，原疾患の治療をおろそかにし，補助的な治療にすぐ走ってしまうのは本末転倒といえる．

表3　ARDSとの鑑別疾患

心原性肺水腫
両側性胸水
無気肺
肺炎（細菌性，非細菌性）
肺結核/粟粒結核
急性間質性肺炎
特発性器質化肺炎
過敏性肺臓炎
急性好酸球性肺炎
びまん性肺胞出血
がん性リンパ管症
薬剤性肺障害
その他：非心原性肺水腫（再膨張性肺水腫，神経原性肺水腫，高地肺水腫，過剰輸液など）

表4　ARDSの原因

直接損傷	間接損傷
肺炎	敗血症
胃内容物の誤嚥	胸部以外の重度の外傷
肺挫傷	重症熱傷
溺水	膵炎
血管炎	非心原性ショック
吸入障害（煙，酸素，塩など）	薬物（パラコートなど）
	大量輸血/TRALI
	DIC

　ARDSの原因病態を表4にあげる．直接損傷の原因としては肺炎が多く，また間接損傷の原因としては敗血症が多い．当然これらのARDSの治療の鍵となるのは感染症コントロールであることを忘れてはならない．

　ARDSは重篤な病態であり，だからこそしっかりとした診断プロセスをふまえ，原疾患を見据えた治療を行うことが最も大切である．

【文献】
1) Bernard GR, et al. Am J Respir Crit Care Med. 1994. PMID [7509706]
2) Ranieri VM, et al. JAMA. 2012. PMID [22797452]
3) Li G, et al. Am J Respir Crit Care Med. 2011. PMID [20693377]
4) ARDS診療ガイドライン2016作成委員会. ARDS診療ガイドライン2016; 2016.
5) Ware LB, et al. N Engl J Med. 2000. PMID [10793176]

〈宮﨑勇輔　小尾口邦彦〉

5 呼吸性アルカローシスを放置する

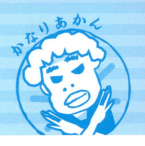

　呼吸性アルカローシスは $PaCO_2$ が低下した状態である．呼吸性アルカローシスの原因は様々であり，大きく分けて，代償性呼吸性アルカローシス，重症患者での生理的反応によって生じる急性呼吸性アルカローシス，人工呼吸設定による過換気によって生じる医原性呼吸性アルカローシスに分けられる（表1）．

　代償性呼吸性アルカローシスは慢性腎不全などによる代謝性アシドーシスに対して生じる．代償性呼吸性アルカローシスは，緩徐に生じた生体の適応反応と考えられており，通常無症候であり，放置可能である．

　重症患者においては，低酸素症，急性代謝性アシドーシス，酸素消費量増加，感染・痛み・不安などに対する生理反応として呼吸性アルカローシスは生じる．敗血症の診断に使用される全身性炎症反応症候群の定義においても，呼吸性アルカローシスが含まれている（表2）．敗血症初期ではこの呼吸性アルカローシスがよく生じる．患者自身の呼吸努力増大によって生じる呼吸性アルカローシスは，患者の全身状態悪化のサインであり，その原因を精査して，治療開始のきっかけにする必要がある．また，重症患者では，人工呼吸を必要とすることがあるが，設定された強制換気の分時換気量が二酸化炭素産生量に比して相対的に多いことで呼吸性アルカローシスが生じる医原性呼吸性アルカローシスも生じうる（表1）．

表1 呼吸性アルカローシスの原因

代償性呼吸性アルカローシス（自発呼吸）	慢性代謝性アシドーシスに対する生体の代償
急性呼吸性アルカローシス（自発呼吸）	酸素消費量の増大，急性代謝性アシドーシスの存在，感染，痛み，不安など全身の重症化に伴い生じる．急性期患者では全身状態悪化の徴候．
急性呼吸性アルカローシス（強制換気）	人工呼吸による強制換気の分時換気量が相対的に多い場合．医原性呼吸性アルカローシス．

表 2 全身性炎症反応症候群の定義にも呼吸性アルカローシスは含まれる

体温	38℃以上 or 36℃以下
脈拍数	90 回/分以上
呼吸数 or $PaCO_2$	呼吸数増加（20 回/分以上）or $PaCO_2$ が 32 mmHg 以下
白血球数	12,000/μL 以上，or 4,000/μL 以下 or 未熟顆粒球が 10%以上

　pH の増加あるいは $PaCO_2$ の低下は，肺血管以外の全身の血管収縮を惹起し，臓器血流低下をきたす危険が増大する．また，Bohr 効果により pH の増加あるいは $PaCO_2$ の低下は酸素乖離曲線の左方変異を生じる．よって呼吸性アルカローシスは，細胞への酸素供給量を減少させる可能性がある．呼吸性アルカローシスが生じる患者背景，呼吸性アルカローシスによって惹起される生体変化を考慮すると，呼吸性アルカローシスは放置せず，その原因を精査し，治療開始のきっかけとするあるいは，人工呼吸設定の変更などの対処が必要となることがあることを留意しておく．

〈江木盛時〉

6 pH 7.2 以上での重炭酸使用

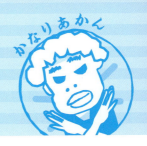

　代謝性アシドーシスの原因は乳酸アシドーシス（ショック，心停止，低酸素症），ケトアシドーシス（糖尿病性など），腎不全，尿細管アシドーシスなど多岐にわたるが，その対処の原則はまず原因となる病態を治療することである．たとえばショックによるアシドーシスでは，まずショックの治療が第1となる．それをふまえたうえでも，代謝性アシドーシスを補正すべきかどうかが，救急の現場で問題となることは多い．たとえば心肺蘇生時にみられる重度の乳酸アシドーシスなどが代表的であろう．

　重炭酸ナトリウム（メイロンなど）の急速静注により数値の補正は行えるが，このことが真に有益か否かに関しては議論がつづいてきた．補正すべき理由として，重篤なアシドーシスが心機能抑制やカテコラミンへの反応減弱・不整脈を招くことがあげられる．一方で，重炭酸の投与により末梢組織での二酸化炭素上昇をきたし細胞内 pH が逆に下がってしまう可能性，イオン化 Ca の低下による心機能抑制の懸念，高 Na 症などの悪影響もある．ただし，これら知見のほとんどは動物実験など非臨床的な知見によるものである．

　臨床知見に関して，心停止の病院前治療において標準的心肺蘇生（cardio-pulmonary resuscitation: CPR）に重炭酸を追加投与することの有用性を評価したランダム化比較試験[1]では，重炭酸投与群とプラセボ群の生存率には有意差がなかった．乳酸アシドーシス，糖尿病性ケトアシドーシス（diabetic ketoacidosis: DKA）などにおいても，重炭酸投与が死亡率などの予後を改善したという報告はない．少なくとも pH 7.1～7.2 以上の比較的軽度の急性代謝性アシドーシスについては補正不要といえる．

　一方で，pH 7.1 未満のような重度のアシドーシスでの臨床的検討は少ない．pH 7.1 を下回った場合には，PCO_2 や HCO_3 のわずかな変化が pH をさらに急激に下げてしまうことから，補正すべきという意見もある．

【文献】
1) Vukmir RB, et al. Am J Emerg Med. 2006. PMID [16490643]

〈石丸裕康〉

Ⅳ．呼吸

7 呼吸パターンの増悪にも かかわらず「SpO_2 が良好だから」といって 人工呼吸を行わない

　呼吸が停止するような状況や，SpO_2 の著しい低下があれば，当然すみやかに気管挿管し人工呼吸を開始するであろう．人工呼吸の適応に悩むことはない．

症例 1　85 歳男性

尿路感染症からの敗血症性ショックで ICU に入室となった．
呼吸は胸式・努力様．RR：35 回/分，SpO_2：98％（マスク 5L）
$PaCO_2$：30mmHg

症例 2　55 歳女性

意識障害で搬送され，頭部 CT 検査にて小脳出血を認めた．
その後，いびき様の呼吸となったが，RR：12 回/分，
SpO_2：98％（room air）と保たれていた．

　これらの症例において人工換気の適応をどのように考えるべきか？

a．補助換気/人工呼吸の適応は 4 つに大別される

　SpO_2 が保たれていれば，補助換気は不要と考えがちである．しかし，補助換気には，①酸素化，②換気，③呼吸仕事量軽減の 3 つの適応がある．
　①酸素化の改善：酸素投与を行っても改善しない重篤な低酸素血症に対しては，高濃度の酸素投与や呼気終末陽圧（positive end-expiratory pressure：PEEP）負荷の必要がある．
　②換気（CO_2 排泄）の改善：呼吸中枢や胸郭の異常などにより有効な換気が確保できず CO_2 が貯留する場合には補助呼吸が必要である．
　③呼吸仕事量の軽減：
　①・②が人工呼吸の適応となることは議論がないであろう．③呼吸仕事量軽

減は近年重視されている適応である．

　症例1の患者に人工呼吸を開始する方針を周囲に伝えると，「酸素化は比較的保たれていてCO_2の貯留もないのになぜ人工呼吸なのですか？　しばらくは酸素マスクでよいのではないですか？」といわれるかもしれない．症例1の患者は代謝性アシドーシスを代償するために頻呼吸となっている．もし健康であろう読者が呼吸数35回/分で呼吸をするよう命令されたら（過換気症候群については考えない）？　おそらく10分ももたないであろう．頻呼吸は体力を著しく消耗するからである．健康人でも悲鳴をあげる頻呼吸を敗血症患者は長時間行っているのである．このような状態において，人工呼吸器を用いて患者の呼吸（仕事量）を肩代わりすることが大切である．敗血症は酸素の需給バランスが崩れた状態であるが，患者は自ら呼吸筋を動かす必要がなくなり酸素需要が減ることにより需給バランスは大きく改善する．敗血症患者に対して人工呼吸開始してしばらくすると呼吸循環の指標や乳酸値が改善することをしばしば経験する．

　慢性閉塞性肺疾患（chronic obstructive pulmonary disease: COPD）急性増悪患者においても同様である．患者の呼吸をサポートすることは酸素化やCO_2の排出を助けるだけでなく，患者呼吸仕事量を大きく軽減し患者体力の消耗を防ぐことに意味があるのである．

　第3の適応"呼吸仕事量の軽減"は非常に重要である．

b．気管挿管の適応は？：気道の保護のために

　症例2では，努力様呼吸ではなくSpO_2も保たれている．しかし，小脳出血は脳浮腫によりその前面に接する脳幹が圧迫され，急激に中枢性の呼吸停止に陥る危険性がある（図1）．また意識障害に伴う舌根沈下により気道閉塞の危険性が高い．そのため，緊急で気道の保護を行う必要がある．

　気管挿管の適応は補助換気の適応とは同一ではない（表1）．気管挿管の適応は"air-way protection＝気道保護"である．意識障害により自身で気道を保護できない場合（極度の舌根沈下）や，アナフィラキシー・急性喉頭蓋炎・異物など上気道閉塞をきたす場合，また高齢者の肺炎で喀痰が多いが喀出が不十分，大量嘔吐・吐血などの際の気道保護・吸引目的などがあげられる．なお，急性喉頭蓋炎では状況により緊急気管切開の判断が必要である．

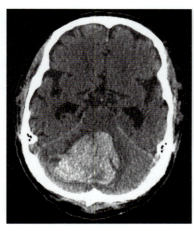
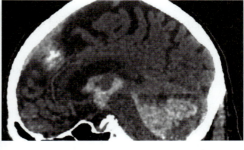

図1 ▶ 小脳出血：前面の脳幹を圧迫する可能性がある

表1　補助換気と気管挿管の適応は区別して考える

補助換気の適応	気管挿管の適応
① 酸素化の改善 ② 換気（CO_2 排泄）の改善 ③ 呼吸仕事量の補助	気道の保護 　上気道閉塞，喀痰喀出不良，意識障害　など

【文献】
1) FCCS 運営委員会, 監. FCCS プロバイダーマニュアル. 第2版. 東京：メディカル・サイエンス・インターナショナル；2013.

〈宮﨑勇輔　小尾口邦彦〉

8 SpO₂ を 100％で管理する

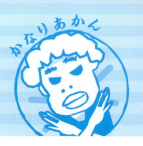

　SpO$_2$ は簡便に使用できる酸素化の指標として頻繁に用いるが，呼吸数や呼吸様式の代用パラメーターではない．

　SIRS（systemic inflammatory response syndrome）の診断基準や肺炎の重症度（A-DROP），外傷の生理的重症度評価の RTS（Revised Trauma Score）などでも SpO$_2$ ではなく呼吸数が組み込まれており，容態変化の鋭敏な指標としては呼吸数の重要性が強調されている．

　パルスオキシメーターにより測定される SpO$_2$ の性質をしっかりと理解した上で，実臨床に生かしていく必要がある．

a. SpO₂ 100％管理のピットフォール①： 患者状態変化の認知が遅れる

　図1に酸素解離曲線を示す．SpO$_2$：98〜100％の間では PaO$_2$ は 100〜500mmHg とかなりの幅がある．必要以上に酸素投与を行い SpO$_2$ を高値に保つ管理を行うと，SpO$_2$ には変化が出ていなくとも，実は PaO$_2$ は急激に低下していることを見逃してしまう可能性がある．

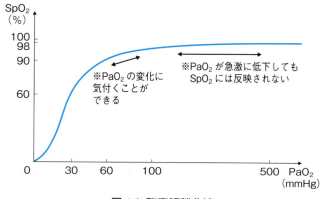

図1 ▶ 酸素解離曲線

また，酸素解離曲線からもわかるように，呼吸停止直後は SpO_2 は保たれているが，その後急激に低下するため，"SpO_2 が大丈夫だったから…"と安易に SpO_2 モニターに頼りすぎることは非常に危険である．

b. SpO_2 100%管理のピットフォール②：高濃度酸素投与は有害な可能性がある

SpO_2 を 100%に保つために，不必要に高濃度酸素投与を行うことは声帯にとって有害ともいわれる．高濃度酸素の害を列挙する．

- 活性酸素増加による直接的肺胞上皮障害（特に $PaO_2 \geqq 450mmHg$ または $FIO_2 > 0.6$ で生じやすい）
- 吸収性無気肺と肺胞虚脱によるずり応力増加による肺胞傷害
  高濃度酸素投与では O_2 がすぐに血液に吸収され肺胞内に留まらないため生じるといわれている．一方で，麻酔導入・維持中の高濃度酸素投与は吸収性無気肺のリスクを上げないとの報告もある．
- 慢性閉塞性肺疾患（chronic obstructive pulmonary disease：COPD）患者などにおける CO_2 ナルコーシス
  COPD 患者だけでなく，慢性的な低酸素血症のある患者で生じる．
- その他
  観察研究の結果では，脳血管障害や心筋梗塞，蘇生後の予後の悪化との関連性も示唆されている．

c. SpO_2 の信頼性

SpO_2 は発光ダイオードから赤色光（R：660nm）と赤外光（IR：900nm）の 2 種類の光を放出し，血管床を透過した，もしくは反射した光を検知器で受け取り評価を行っている．

その原理ゆえに SpO_2 の信頼性を低下させる要因が存在しうる（表1）．

一酸化炭素ヘモグロビン（carbon monoxide hemoglobin：COHb）は赤色光の波長，メトヘモグロビン（methemoglobin：MetHb）は赤色光，赤外光の両方の波長を吸収する特性があり，それらが信頼性の低下につながる．

特に一酸化炭素中毒（CO 中毒）の場合，SpO_2 は正常であっても末梢組織は重篤な酸素欠乏状態となる．表1の状況を疑うときは血液ガス分析も行わなくてはならない．

■ 表1 ■ SpO₂ モニターの弱点

一酸化炭素中毒	SpO₂ を過大評価してしまう．
メトヘモグロビン血症	SaO₂ の値により過大評価も過小評価もし得る．
マニキュア	過小評価してしまう（SpO₂ を3〜6%程低く計測）
貧血	低酸素状態では Hb 濃度が低いほど過小評価してしまう．
その他	体動や末梢循環不全・低体温では SpO₂ の波形が検出困難になる．

【文献】

1) 坂本篤裕, 金 徹, 編. 循環補助装置 The first step —麻酔科医と ME の役割—. 東京：克誠堂出版; 2013.
2) 半田麻有佳. パルスオキシメーターの測定原理. INTENSIVIST. 2015; 7: 174-7.
3) Kallet RH, et al. Respir Care. 2013. PMID [23271823]
4) Edmark L, et al. Anesthesiology. 2003. PMID [12502975]
5) Hovaquimian F, et al. Anesthesiology. 2013. PMID [23719611]

〈宮﨑勇輔　小尾口邦彦〉

IV．呼吸

9 動脈血二酸化炭素分圧の正常化を目的とした人工呼吸設定

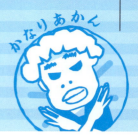

　人工呼吸を要する理由は様々であるが，呼吸を維持し，生体に酸素を供給し，二酸化炭素を排泄させることが人工呼吸の重要な役割である．人工呼吸により多くの患者が救命できるようになったことに異論はないが，人工呼吸にはventilator induced lung injury（VILI），静脈還流量低下による循環抑制，鎮静薬の必要性，人工呼吸器関連肺炎などの副作用がある．

　ventilator induced lung injuryを予防するために低換気量による人工呼吸が推奨されている．ARDSnetが施行した急性呼吸窮迫症候群（acute respiratory distress syndrome：ARDS）患者を対象としたランダム化比較試験では，低換気量群（一回換気量6mL/kg）は，高換気量群（一回換気量12mL/kg）と比較して有意に死亡率が減少した[1]．この低換気療法の効果は，非ARDS患者[2]および呼吸器合併症のリスクが高い腹部手術患者の術中人工呼吸[3]においても報告されている．

　表1に低一回換気量による肺保護戦略実施中の$PaCO_2$の推移を示す[1]．$PaCO_2$の分布は広く，平均は正常値の40mmHgであることがわかる．このように，人工呼吸中の設定は，$PaCO_2$を正常化させることを目的として行うのでなく，人工呼吸期間の間に肺損傷を可能なかぎり防ぐことを主眼におくべきである．

表1 低換気量群（一回換気量6mL/kg）と高換気量群（一回換気量12mL/kg）における$PaCO_2$（mm Hg）の推移

	day 1	day 3	day 7
1回換気量　6mL/kg群	40 ± 10	43 ± 12	44 ± 12
1回換気量　12mL/kg群	35 ± 8	36 ± 9	40 ± 10

（N Engl J Med. 2000; 342: 1301-8）[1]

IV-5（88頁）の呼吸性アルカローシスで示したように，低 $PaCO_2$ によって血管収縮・心拍出量低下，酸素解離曲線左方移動が生じる．しかし脳圧亢進患者では $PaCO_2$ の増加は脳圧増大を生じる．また，重度（70mmHg以上など）の高 $PaCO_2$ 血症は不整脈が発生しやすくなり，心機能が低下する危険性があるため注意する．

【文献】

1) N Engl J Med. 2000. PMID [10793162]
2) Serpa Neto A, et al. JAMA. 2012. PMID [23093163]
3) Futier E, et al. N Engl J Med. 2013. PMID [23902482]

〈江木盛時〉

Ⅳ．呼吸

10 auto PEEP を発生させる頻呼吸を許容する

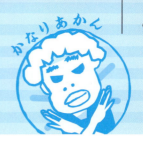

喘息発作の際や慢性閉塞性肺疾患（chronic obstructive pulmonary disease: COPD）患者における末梢気道の狭窄や頻呼吸による呼気時間の短縮により，1回換気量を吐ききれずに終わってしまうことがある．これをエアトラップ（auto PEEP）という．auto PEEP が生じると患者の呼吸仕事量が増加し，呼吸不全の増悪や気胸のリスクが高まる．auto PEEP は，流量曲線で呼気流量がゼロに戻らずに次の換気が開始されていることで確認できる（図1）．

COPD や喘息患者のように呼気が延長している患者では，多少の呼吸回数の増加でも auto PEEP が生じる．auto PEEP に対する対処法は呼気時間を延長させることと末梢気道を拡張させることである．その対処方法を表1に示す．頻呼吸が auto PEEP の原因である場合には，頻呼吸になる要因を精査し，その原因治療を開始することが重要である．

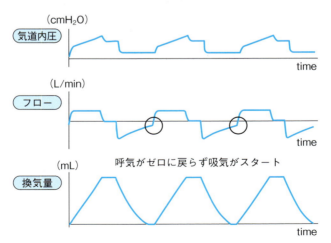

図1 ▶ 気道内圧や換気量の波形では，異常がわかりにくい．auto PEEP はフロー波形で確認する

表1　auto PEEP に対する対処法

	呼気時間の延長	末梢気道の拡張
呼吸数を減らす（鎮痛/鎮静・呼吸補助の追加）		
吸気流速を速くする	○	
1回換気量を少なくする	○	
auto PEEP が消失するレベルまで PEEP を加える		○
気道内分泌物の除去	○	○
気管支拡張薬を使用		○

　成人の呼吸回数の正常値は 12 〜 16 回/分程度である．呼吸回数が増大する原因としては，換気需要の増加をきたす発熱・感染などに伴う代謝亢進，呼吸中枢の障害，興奮，代謝性アシドーシス，換気効率低下をきたす死腔の増大，肺コンプライアンスが低下する急性呼吸窮迫症候群（acute respiratory distress syndrome: ARDS）や肺炎，そして呼吸筋疲労があげられる．

　呼吸回数が増加した患者では，予後が悪いことが報告されており[1]，weaning に失敗する確率が高いことが知られている．頻呼吸は，患者状態悪化の徴候であり，その原因検索を開始し，対処する必要がある．

【文献】
1) Cretikos MA, et al. Med J Aust. 2008. PMID [18513176]

〈江木盛時〉

Ⅳ. 呼吸

11. 蛇管に貯留した水をチャンバーに戻す

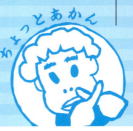

　人工呼吸に用いられる医療ガスは低温で乾燥しているため，そのまま患者に送気すると肺胞や気管支粘膜の乾燥を招き，様々な合併症が生じる（表1）．このため，人工呼吸器回路に加温加湿機能を組み込む必要がある．必要とされる加湿レベルは，生体の気管レベル（温度36〜37℃，相対湿度100％）であろうと考えられている．

　人工鼻は人工呼吸器回路と気管チューブの間に装着して使用し，患者の呼気に含まれる熱と水蒸気を捕え，人工呼吸器より供給される吸気ガスを加温・加湿することにより加温加湿器を不要とするものである．近年においては内部構造に細菌・ウイルスを通さない素材を用いることにより，病原体のフィルターとしての役割も兼ねる．成人症例では加温加湿器に比べて肺炎の合併率が低いため，人工鼻を使用することが推奨されている．

　しかし，表2のごとく人工鼻が禁忌である患者が存在するため，このような患者では加温加湿器の装着が必要となる．特に呼気側に，呼吸条件や環境温度によっては吸気側の蛇管にも結露が貯留することがある．室内の温度設定・エアコンの冷風の向き，加温加湿器の温度補正設定など確認し，蛇管の水がたまりにくい環境にすることが重要である．

表1　気道の乾燥に伴う合併症

末梢気管支の閉塞
喀痰の粘稠化
線毛運動の障害
酸素化の悪化

表2　人工鼻の使用を避ける病態

粘稠痰が多い
血性痰
エアリークが多い（呼気/吸気比＜0.7）
低体温
気管支拡張薬のネブライザー投与が必要

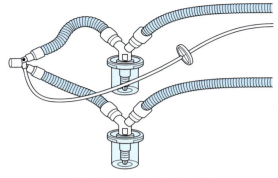

図1 ▶ ウォータートラップ

　この蛇管に貯留した水は，人工呼吸器関連肺炎の発生に関与する可能性があり，患者側はもちろん加温加湿器のチャンバーに戻してはいけない．呼気側にはウォータートラップを設置し，ウォータートラップから水を破棄する（図1）．このため，呼気の蛇管はウォータートラップがもっとも低い位置になるように設置し，水が溜まってくれば回路に影響を与える前に早めに水を排出する．ウォータートラップは，回路リークの原因部位の1つでもあるため，水の排出の前後にはリークがないかを，リーク音の有無やグラフィックモニターを用いて確認する．

　なお，近年の人工呼吸器回路は呼気側の蛇管にも熱線を有し，呼気温度の低下を防ぎ結露を防止するように工夫されているものもある．

〈江木盛時〉

Ⅳ．呼吸

12 人工呼吸管理下患者の深い鎮静

　人工呼吸下での鎮静は，患者の苦痛を軽減する重要な方法であり，かつては持続的な鎮静薬投与により深い鎮静状態を維持することが普通であった．ところが，過剰な鎮静が，臨床的転帰を悪化させることがわかってきた．深い鎮静が浅い鎮静と比較し，人工呼吸期間の延長，死亡率，ICU 在室日数・在院日数の延長，せん妄の増加などさまざまな転帰を悪化させていることが報告されるようになった[1,2]．また人工呼吸中の鎮静薬の一時中断などの介入により人工呼吸期間，在院日数の減少などの改善が得られた[3]という研究結果より，鎮静薬中断や，浅い鎮静を維持するプロトコールなどにより深い鎮静を避ける介入がなされるようになった．そこで，米国集中治療医学会（SCCM）（2002）[4]あるいは日本呼吸療法医学会（2007）[5]などが鎮痛・鎮静のガイドラインをまとめ，持続的な深い鎮静を避け，鎮静薬使用を必要最小限とする方法を推奨するに至った．

　その骨子は ICU 患者が快適に過ごしていないと判断される場合，①非薬物的介入（環境調整など）を試みる，②疼痛をスケールを用いて評価し，鎮痛を図る，③鎮静スケールを用いて興奮・不安の状態を評価し，1 日 1 回の鎮静薬中断や，浅い鎮静を維持するプロトコールなどにより鎮静を適切なレベルに調整する，④せん妄スケールを用いてせん妄を評価する，といったステップを順次踏んでいくといった内容であった．

　2013 年，SCCM はガイドラインを改訂し，その基本的な骨子は変わらないもののその後の進歩を反映し，疼痛，不穏，せん妄をより包括的に管理する指針として Pain, Agitation and Delirium（PAD）guidelines[6]を発表した．その指針に準じ，日本の状況も反映したものとして J-PAD ガイドラインが 2014 年に公開された[7]．PAD では各種推奨をまとめ，疼痛，不穏，せん妄について，それぞれ評価方法，治療，予防などの介入を「PAD ケアバンドル」として

表1 PADケアバンドル

	疼痛	不穏	せん妄
評価	各勤務帯ごと4回以上＋随時 評価ツール ・NRS ・BPS ・CPOT 疼痛大: NRS ≧ 4, BPS > 5, CPOT ≧ 3	各勤務帯ごと4回以上＋随時 評価ツール ・RASS ・SAS ・脳機能モニター(筋弛緩薬中)評価 ・不穏: RASS ＋1〜＋4, SAS 5〜7 ・覚醒(安静): RASS0, SAS 4 ・浅い鎮静: RASS −1〜−2, SAS 3 ・深い鎮静: RASS −3〜−5, SAS 1〜2	各勤務帯ごと＋随時 評価ツール ・CAM-ICU ・ICDSC せん妄あり ・CAM-ICU陽性 ・ICDSC ≧ 4
治療	30分以内に治療し再評価 ・非薬物治療とリラクゼーション ・薬物治療 　−オピオイド静注±非オピオイド頭痛薬(非神経因性疼痛) 　−ガバペンチン or カルバマゼピン＋オピオイド(神経因性疼痛) 　−硬膜外鎮痛(胸部外傷・腹部術後)	目標鎮静レベル or 毎日の鎮静中止(不穏なく従命OK): RASS −2〜0, SAS 3〜4 ・鎮静浅い: 痛み評価・治療→鎮静薬(ベンゾジアゼピン以外, アルコール依存ではベンゾジアゼピン考慮) ・鎮静深い: 適正レベルまで鎮静薬中断, 再開は50%量より	・適宜鎮痛 ・患者へのオリエンテーション(眼鏡や補聴器を) ・薬物治療 　−ベンゾジアゼピン薬を避ける 　−リバスチグミンを避ける 　−QT延長リスクあれば抗精神薬を避ける
予防	・処置前に鎮痛±非薬物治療 ・鎮痛優先(その後鎮静)	・毎日SBT, 早期離床と運動(適切な鎮静レベル, 禁忌なし)	・せん妄リスク(認知症, 高血圧, アルコール依存, 重症度, 昏睡, ベンゾジアゼピン投与中) ・ベンゾジアゼピンを避ける ・早期離床と運動療法 ・抗精神薬の再投与

BPS: Behavioral Pain Scale, CAM-ICU: Confusion Assesment Method for the Inetensive Care Unit, CPOT: Critical-Care Pain Observation Tool, ICDSC: Intensive Care Delirium Screening Checklist, NRS: Numeric Rating Scale, RASS: Richmond Agitation Sedation Scale, SAS: Sedation Agitation Scale, SBT: Spontaneous Breathing Trial.

(日本集中治療医学会 J-PAD ガイドライン作成委員会. 日集中医誌. 2014; 21: 539-79)[7]

まとめており，J-PADにも引用されている（表1）．このガイドラインからも読み取れるように，浅い鎮静や，鎮静の中断により深い鎮静を最小限にとどめることは重要であるが，それを達成し，患者のアウトカムを改善するためには，単に鎮静方法にとどまらない包括的な管理が必要である．その達成のためには，医師だけでなく，看護師による綿密な観察・評価と対処など多職種での認識の共有と，チーム医療によるアプローチが重要なポイントとなるだろう．

【文献】

1) Shehabi Y, et al. Intensive Care Med. 2013. PMID [23344834]
2) Jackson DL, et al. Critical Care. 2010. PMID [20380720]
3) Kress JP, et al. N Eng J Med. 2000. PMID [10816184].
4) 日本呼吸療法医学会人工呼吸中の鎮静ガイドライン作成委員会．人工呼吸中の鎮静のためのガイドライン．人工呼吸．2007; 24: 146-67.
5) Jacobi J, et al. Crit Care Med. 2002. PMID [11902253]
6) Barr J, et al. Crit Care Med. 2013. PMID [23269131]
7) 日本集中治療医学会 J-PAD ガイドライン作成委員会．日本版・集中治療室における成人重症患者に対する痛み・不穏・せん妄管理のための臨床ガイドライン．日集中医誌．2014; 21: 539-79.

〈石丸裕康〉

13 血液ガスが良好という所見のみで抜管を試みる

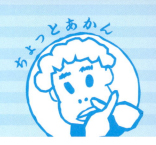

> **症例**　72歳男性
>
> 誤嚥性肺炎により酸素化低下を呈したため人工呼吸管理を開始された．挿管後ただちに酸素化が改善した．挿管6時間後に鎮静薬を中止し，pressure support ventilation（PSV）〔positive end-expiratory pressure（PEEP）5cmH$_2$O ＋ pressure support（PS）5cmH$_2$O〕，FiO$_2$ 0.4 としたところ，呼吸回数33回/分，1回換気量400mL，PaO$_2$ 120mmHg，PaCO$_2$ 33mmHgである．抜管してもよいだろうか？

　人工呼吸器からの離脱は臨床上とても重要である．人工呼吸期間が長引くと，人工呼吸関連肺炎（ventilator-associated pneumonia: VAP）のリスクが増加する．人工呼吸管理下では，1日あたり約1%の割合でVAPのリスクが増加する[1]．人工呼吸離脱の条件としては，①人工呼吸開始の要因となった病態の改善，②十分な酸素化，③血行動態の安定，④努力呼吸の存在がない，の4つがあげられる．

　多くの呼吸不全患者では肺コンプライアンスが低下し，同じ1回換気量を得るために多くのエネルギー（呼吸需要）を必要とする状態となる．呼吸需要の増大により極度の呼吸筋疲労が生じると換気維持が困難となり，酸素化低下を呈する患者が存在する．このような患者に人工呼吸を行うと換気の再開により酸素化は回復する．しかし，肺の病態が改善しない限り，人工呼吸器離脱は失敗に終わることが多い．

　人工呼吸離脱を考慮するには，呼吸不全の原因が改善していることを示す徴候が必要であるが，その明確な基準は存在しない．この際にはspontaneous breathing trial（SBT）の使用が勧められている．SBTは，continuous positive airway pressure（CPAP）(PEEP 5cmH$_2$O程度）, PSV（PEEP, PS

5cmH₂O 程度），あるいは T-piece による自発呼吸を 30 分継続し判断する．抜管失敗を予想する指標としては，精神状態の変容，呼吸苦，呼吸仕事量増大（分時換気量 10L/ 分以上，呼吸回数 30 回 / 分以上）があげられる．

本患者では分時換気量の増大（13.2L/ 分），頻呼吸（33 回 / 分）がみられ，誤嚥性肺炎を生じてまもない急性期の病態であり，抜管は失敗に終わる可能性が高い．人工呼吸離脱を行う際に見落としやすく，また最も重要な条件は，人工呼吸開始の要因となった病態の改善であることを忘れてはならない．

【文献】
1) Fagon JY, et al. Am Rev Respir Dis.1989. PMID [2930067].

〈江木盛時〉

14 回路リークを気にするあまり NPPV マスクフィッティングを強くしすぎる

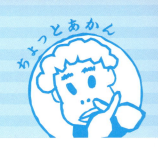

NPPV（non-invasive positive pressure ventilation）は一部の呼吸不全において生命予後の改善や気管挿管回避などの有用性が証明された人工呼吸法である（表1）．

回路リークを気にしすぎるあまりNPPVマスクフィッティングを強くしすぎ，患者が不快を感じるシーンをしばしば目にする．NPPVは鎮静薬を必要とせず意識を保つことができることがメリットであるが，それゆえに患者不快が強いと協力が得られず失敗におわりやすい．

■ 表1 ■ NPPVの適応

推奨される疾患	考慮される疾患
・COPD 急性増悪*	・DNI（Do not intubation）
・心原性肺水腫*	・喘息の急性増悪予防
・COPD の抜管/ウィーニング	・術後呼吸不全治療と予防
・免疫不全患者	・COPD の市中肺炎，など

*特に臨床上使用頻度が多い
COPD: chronic obstructive pulmonary disease（慢性閉塞性肺疾患）

a. 非侵襲的？

NPPVは気管挿管を回避できる点において"non-invasive つまり非侵襲的"であり，また人工呼吸器関連肺炎のリスクが下がり，会話・食事が可能であり，鎮静薬が不要または減量できるところも利点である．

一方でNPPVを施行する際に，回路リークに過敏になりすぎるあまり，必要以上にインターフェイスを密着させすぎることがある．これは患者不快感の増大，圧着部の発赤・鼻根部潰瘍形成のリスクなど，侵襲的となりうる．

また，患者がインターフェイスを不快と感じると，NPPVの同調性が確保しがたくなることも問題である．

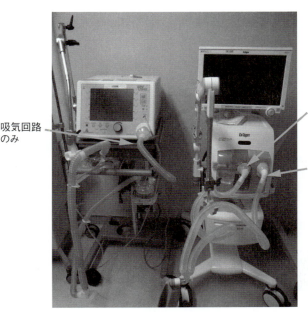

図1 ▶ 通常の人工呼吸器と NPPV の呼吸回路

b. そもそもリーク＝0 は正しいのか？

　図1は通常の人工呼吸器と NPPV の呼吸回路である．通常の人工呼吸器には吸気と呼気の2本回路があるが，NPPV では吸気回路しかない．NPPV のインターフェイスには小孔があるが，呼気を排出するには十分な大きさではない．そこで，インターフェイス周囲から"わざとリーク (intentional leak)"させることで呼気を逃がしているのである．リークを過度に少なくすると，NPPV のインターフェイスの種類によっては死腔の増大を招き，呼気の再吸入や呼吸仕事量の増大につながる可能性もある．

　よってリーク＝0を目指してインターフェイスを密着させる必要はない．intentional leak の補正のために，NPPV 機器は強力なブロワー（送風機）を有しており150～200L/min にも及ぶ流量を作り出して設定圧を維持できるようになっている．60～70L/min 程度のリークは，許容範囲内といわれており，40L/min 前後のリークを目標とする．

　フェイスマスク（口鼻マスク）を使うときは，縦幅（鼻根部～下顎部の距離）と横幅（口角を観察し開口してもはみ出さない距離）を評価し，適合サイズを

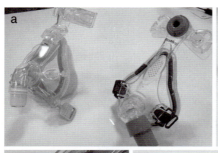
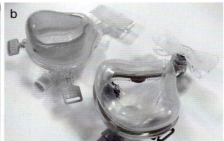
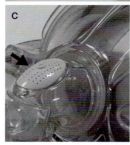
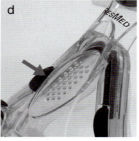

図2 ▶ マスク
a: ジェルタイプ　b: エアクッションタイプ
c, d: マスクにはもともと，呼気排出孔がある．この点からも"ある程度のリークの存在を前提（intentional leak）"としていることがわかる．

選ぶ．装着するとき，マスクをまっすぐに患者の顔に当て，すぐにベルトを締めずに患者と会話をしながら，最適な位置・強さを確認する．
　数分経過をみてからベルトをつける．マスクの位置は左右対称，顔と並行に当てる．マスクは顔に固定するというよりは，そっと顔に乗せておくイメージで十分である．鼻方向へリークすると眼への刺激が強くなり，眼乾燥などの合併症を生じるため，マスクの下側（尾側）をやや緩くしリークさせるようにする．
　最後にサポートアームをスライドさせて微調整を行う．
　マスクのクッション部の材質にはゲルタイプとエアクッションタイプがある（図2）．後者はNPPVからのフローによりクッション部が膨らむことでフィッティングをよくし，顔への除圧を担っているため，マスクを絞めすぎるとエアクッションが潰れ，逆にリークは増え潰瘍リスクも上がる．
　"マスクは顔にそっと乗せるだけ"，"快適かどうかを患者に聞く"がポイントである．NPPVの有利な点は，患者のフィードバックを得やすいことである．

最後に

　急性呼吸不全患者は死を予感するほどの呼吸困難のなかで，見たこともないマスクに不安を感じている．さらに過剰なインターフェイスの締め付けにより患者の不快感と非同調性が増しうる．適切な説明により患者を安心させ，できる限り不快感の少ないマスクフィッティングを心がけることが「最大のコツ」である．NPPVはリークがあることを前提とした人工呼吸であることを忘れてはならない．

【文献】
1) 日本呼吸器学会NPPVガイドライン作成委員会，編．NPPV（非侵襲的陽圧換気療法）ガイドライン．改訂第2版．東京：南江堂；2015．
2) 濱本実也，他編．誰でもわかるNPPV非侵襲的陽圧管理．東京：照林社；2014．
3) Nava S, et al. Lancet. 2009. PMID [19616722]

〈宮﨑勇輔　小尾口邦彦〉

15 NPPV 開始後，改善傾向がないのに NPPV を継続する

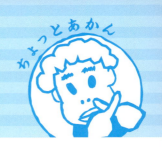

　NPPV（noninvasive positive pressure ventilation）適応がある患者に NPPV を開始したが，呼吸苦は変わらずむしろ呼吸数増加など呼吸努力が増悪してしまうことがある．それでも，SpO_2 に改善がみられると，「NPPV でもう少し粘ればよくなるかも…」と考え，挿管下における人工呼吸器管理への変更が遅れることがある．

　しかし，抜管後呼吸不全に対する NPPV 使用において NPPV から再挿管までの所要時間が延びるほど死亡率が増加するという報告がある．NPPV 使用の際は常にその限界を知り，それを見極めることが重要である．

　同様のことはハイフローセラピー（high-flow nasal cannula: HFNC）による酸素療法に関してもいえるため，注意が必要である．

a. NPPV の適応を見極めることが重要

NPPV の成功や失敗を予測する因子をまとめる（表 1）．

表 1　NPPV の成功や失敗を予測する因子

成功因子	失敗因子
● 気道分泌物が少ない ● 呼吸器と同調性がよい ● リークが過度でない ● マスク装着や NPPV に耐えられる ● COPD，肺水腫 ● RR < 30/min ● GCS：15 点 ● 年齢が若い，など	● 気道分泌物が多い ● 呼吸器との同調性が悪い ● リークが多い ● マスクや NPPV に耐えられない ● 肺炎，ARDS など ● 重度のアシデミア（pH：7.22 ～ 7.30*） ● 呼吸数 ≧ 35/min ● 意識レベルが悪い（GCS ≦ 11 点） ● APACHE Ⅱ で高スコア（≧ 29 など），など

*報告により異なる
ARDS: acute respiratory distress syndrome（急性呼吸窮迫症候群）
COPD: chronic obstructive pulmonary disease（慢性閉塞性肺疾患）

NPPV 開始 1 〜 2 時間後に改善傾向が認められることが重要である．自覚症状，呼吸回数，血液ガス（pH，PaO_2，$PaCO_2$），意識レベルなどの改善が見られるかが重要である．逆に NPPV を用いても改善が認められなければ，気管挿管下での人工呼吸器へ躊躇なく移行することが重要である．

b. NPPV 開始後は頻回にチェックすることが必須

　NPPV 導入後は人工呼吸器のモニターに表示されるリークや 1 回換気量を確認することだけでなく，問診・身体診察による評価も大切である．患者に，"楽になってきたか"を聞くことも忘れない．観察項目の具体例を表 2 に示す．
　NPPV は確実な気道確保ができていないほか，頻回アラームの源となり，患者の観察項目が多く，なにより挿管しておらず意識が保たれているため"手

表 2　NPPV 観察項目：ABCDE

Airway（気道） ● 喀痰の量　● 発声は可能か
Breathing（呼吸） ● 呼吸数，呼吸様式　● 肺音聴診　● 胸郭の動き（胸郭 - 腹部同調性） ● 呼吸補助筋の使用 ● SpO_2　● 血液ガス（pH，PaO_2，$PaCO_2$，BE）　● 同調性は？
Circulation（循環） ● 末梢冷感　● 発汗の程度　● HR　● BP　● ECG モニター
Dysfunction of CNS（意識） ● 意識レベル　● 自覚症状の改善は？　● 協力は得られるか？
Exposure & Equipment（皮膚と機器） ● 皮膚の発赤や潰瘍形成 ● 眼の乾燥 ● グラフィックと換気動態の確認（リーク量，1 回換気量，分時換気量，気道内圧など）
以下に該当する場合は早期の挿管・人工呼吸管理への移行を考慮する
● 下記の増悪 　意識レベル，呼吸数，血液ガス（pH，PaO_2，$PaCO_2$，BE），自覚症状，喀痰量，循環動態 ● 徐呼吸 / 無呼吸 ● 不穏であり協力が得られない

のかかる人工呼吸器"ととらえる医療者もいるかもしれない．しかし，意識が保たれていることにより患者からのフィードバックを得ることができるのであり，挿管ストレスもない．NPPV が力を発揮できるかは，使い手がそれの長所を引き出せるかにかかっている．

【文献】

1) 日本呼吸器学会 NPPV ガイドライン作成委員会，編．NPPV（非侵襲的陽圧換気療法）ガイドライン．改訂第 2 版．東京: 南江堂; 2015．
2) Epstein SK, et al. Am J Respir Crit Care Med. 1998. PMID [9700126]
3) Estenban A, et al. N Engl J Med. 2004. PMID [15190137]
4) 岡原修司，他．ALI/ADRS に対する NPPV 成功の予測因子の検討．日本救急医学会雑誌．2012; 23: 768-74．
5) Confalonieri M, et al. Eur Respir J. 2005. PMID [15684302]
6) Liesching T, et al. Chest. 2003. PMID [12907562]

〈宮﨑勇輔　小尾口邦彦〉

IV．呼吸

16　気胸や胸水の急速吸引

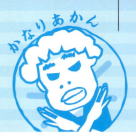

　大量の胸水や気胸が生じた患者に胸腔ドレーンを挿入した際に，できるだけ早く呼吸条件を改善するために，胸水や空気を急速にドレナージする場合があるかもしれない．このような急速なドレナージにより再膨張性肺水腫が生じる可能性がある．

　再膨張性肺水腫の発生率は，その報告によりまちまちである．数百人の患者で胸腔ドレナージを施行しても生じなかったという報告や約15％の患者で生じたとする報告もある[1,2]．典型な再膨張性肺水腫は，胸腔ドレナージ後1時間以内に急速に進行する呼吸不全として発症する[3]．その他，咳嗽，頻脈，低血圧，胸痛など様々な症状を伴う．その重症度は，急性呼吸窮迫症候群（acute respiratory distress syndrome：ARDS）様の症状を呈するものから軽度のすりガラス陰影を呈する程度のものまでさまざまである．多くの場合，48時間までは増悪する可能性があり，5〜7日後には軽快する[3]．再膨張性肺水腫は1週間以内に自然治癒するため，特別な介入は要さず，呼吸不全に対するサポート治療が主体となる．酸素吸入や非侵襲的陽圧換気が必要となる患者や人工呼吸を要する患者も存在する．もともと呼吸状態が悪い患者に生じた際には，危機的状況になる可能性もある．

　再膨張性肺水腫が生じるメカニズムは，急速な再膨張で傷ついた肺血管の透過性が増加することや，虚血肺への再環流障害で説明されるが，いまだ明確にはなっていない[4,5]．このため，リスク患者を正確に同定することは困難だが，40歳未満，大量の胸水や気胸腔，長期間存在する胸水や気胸がある患者では再膨張性肺水腫が生じやすいとの報告もある[4]．

　多くの観察研究が，急速にドレナージを行うことで再膨張性肺水腫が生じやすくなる可能性を示唆している．アメリカ胸部内科学会では，短時間の間に

1L以上の空気あるいは胸水を排出しないこと，陰圧ではなく水封式を用いて排出することを推奨している．また，空気あるいは胸水の排出中に咳嗽を認めた際には，ドレナージを一時中断することも勧めている[6]．

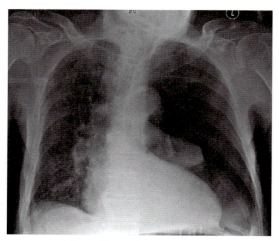

図1 ▶ 肋骨骨折に伴う左気胸
(Verhagen M, et al. Respir Med Case Rep. 2015; 14: 10-12)[4]

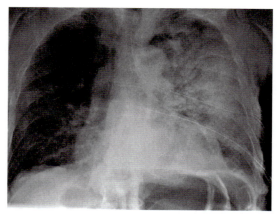

図2 ▶ ドレナージ2時間後に生じた再膨張性肺水腫
(Verhagen M, et al. Respir Med Case Rep. 2015; 14: 10-12)[4]

再膨張性肺水腫は，特に重症患者では，全身状態を急速に悪化させる病態であり，可能な限りその発生を予防する必要がある．予防のためには，水封式を用いて少量ずつ空気あるいは胸水を排出することが勧められる．

【文献】

1) Brooks JW. Ann Surg. 1973. PMID [4708649]
2) Matsuura Y, et al. Chest. 1991. PMID [1959396]
3) Tarver RD, et al. J Thorac Imaging. 1996. PMID [8784733]
4) Verhagen M, et al. Respir Med Case Rep. 2015. PMID [26029567]
5) Sohara Y. Ann Thorac Cardiovasc Surg. 2008. PMID [18818568]
6) Baumann MH, et al. Chest. 2001. PMID [11171742]

〈江木盛時〉

1 乳酸値高値を許容する

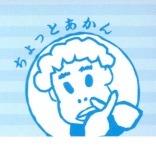

　重症患者において，ICU入室時の血中乳酸値の上昇が予後悪化に関連することが知られている．血中乳酸値の正常値は2mmol/L以下であるが，大規模観察研究の結果によると，2mmol/L以下の正常範囲内であっても，乳酸値の増加は死亡率増加に関連する．

　乳酸値上昇は，組織低灌流，β刺激作用を有するカテコラミンの使用，感染や手術侵襲に伴う全身性炎症反応症候群による好気性解糖の促進，生体ストレスに伴う蛋白異化，薬剤などによるミトコンドリアの呼吸障害，低体温によるピルビン酸代謝障害など，様々な原因が考えられる．一般診療において，乳酸値の上昇が上記のいずれの原因で生じているかを診断することは多くの場合困難である．

　乳酸値の変化を乳酸クリアランスと称する．6時間中の乳酸クリアランスは，患者予後の予想因子である[1]．乳酸値上昇の原因は低心拍出量あるいは循環血液量不足による組織低灌流だけではなく，感染を契機に発生する可能性もある．高乳酸値や乳酸値の上昇は，新たな診察・検査・治療の開始のきっかけとすべきである．

【文献】
1) Arnold RC, et al. Shock. 2009. PMID［19533847］

〈江木盛時〉

V．循環

2 肺動脈カテーテルの使用

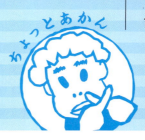

　1970年にSwanとGanzによりバルーン付きカテーテルで右心系圧を測定する方法が発表され，肺動脈カテーテル留置は集中治療室で一般に施行されるようになり，測定値は循環管理指標として用いられてきた．「肺動脈楔入圧（pulmonary artery wedge pressure: PAWP）は前負荷のモニタリングとして，輸液の指標」，「熱希釈法で測定される心係数（cardiac index: CI）は輸液および強心薬（ドブタミン）使用の指標」，「動脈圧と心拍出量から計算される末梢血管抵抗係数（systemic vascular resistance index: SVRI）は血管収縮薬（ノルアドレナリン，アドレナリン）の使用の指標」といったように，これらの指標を用いた患者管理はデジタル数値に表示されるわかりやすいもので，観察研究ではショックの患者管理における肺動脈カテーテルの有用性を示唆するものもあった．

　しかし，1996年Connorsらが，肺動脈カテーテルの使用が30日死亡率の上昇，ICU滞在日数延長，コスト増に関連するという後ろ向き試験を報告[1]した．HarveyらのPAC-man試験では，ICU患者における肺動脈カテーテルの使用は死亡率，入院期間に差はなく，挿入時の合併症として血腫形成などの挿入時の合併症が9％に認めたという結果[2]であった．

　特定の患者を対象とした検討でも，急性肺傷害患者に対して行ったWheelerらの研究[3]，うっ血性心不全患者に対して行われたESAPE trial[4]，高リスク外科系患者に絞ったSandhamらの研究[5]のいずれにおいても肺動脈カテーテル留置による死亡率の低下は証明されず，有害事象（肺動脈塞栓や不整脈，カテーテル感染症など）は有意に多いという結果であった．冠動脈手術周術期においても，後ろ向きの検討では肺動脈カテーテル留置は臨床的に影響を与えず，死亡率の改善を示せていない[6]．13のランダム化比較試験によるメタアナリシスでも，死亡率，入院期間に差はなく，血管作動薬の使用量は肺動脈カテーテル留置群の方が多いという結果であった[7]．

一方，本邦から2014年に発表されたATTENR registryは，急性冠症候群や腎不全患者を除外した心不全患者に対して肺動脈カテーテルを使用すると死亡率は低下した（1.4% vs 4.4%）と報告しており，数少ない肺動脈カテーテルによる生命予後改善を示した例[8]である．

一方で，肺動脈カテーテルが与えてくれる情報は，CIやPAWP，SVRI以外に，圧波形から読み取れるものもある．臨床医が数値化された値のみを参考に治療を行っており，圧波形から得られる情報を十分に解釈できていないといった意見[9]や評価者に対する教育が不十分で肺動脈カテーテルから得られる情報を臨床医が十分に解釈/利用できていないといった指摘もある[10]．

少なくとも現時点では，肺動脈カテーテルがICU患者の予後を改善せず有害事象を増やすとの意見が主流であり，ルーチンに肺動脈カテーテルを留置することは推奨されない．

【文献】

1) Connors AF Jr, et al. JAMA. 1996. PMID［8782638］
2) Harvey S, et al. Lancet. 2005. PMID［16084255］
3) Wheeler AP, et al. N Engl J Med. 2006. PMID［16714768］
4) Binanay C, et al. JAMA. 2005. PMID［16204662］
5) Sandham JD, et al. N Engl J Med. 2003. PMID［12510037］
6) Djaiani G, et al. J Cardiothorac Vasc Anesth. 2006. PMID［16750727］
7) Shah MR, et al. JAMA. 2005. PMID［16204666］
8) Satomi Y, et al. Int J Cardiol. 2014. PMID［24447746］
9) Arbo JE, ed. Decision making in emergency critical care. Lippincott Williams & Wilkins. 2015. p.50–61.
10) Gnaegi A, et al. Crit Care Med. 1997. PMID［9034253］

〈濱中訓生　志馬伸朗〉

V. 循環

3 心臓がよく動いているので心不全でないと評価する

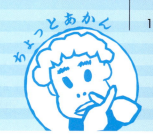

症例　80代女性

> 急な呼吸苦で救急搬送された．呼気の延長を伴う頻呼吸とSpO₂の低下を認め，胸部の聴診では呼気性喘鳴も伴う．喘息の既往歴はない．12誘導心電図で明らかなST上昇がないのを確認した後に，相当動きの悪い心臓を予想しながら左前胸部にそっとエコープローブを当ててみると…意外にもかなり収縮能がよい心臓が映し出された．僧帽弁逆流は認めるが左室の拡張もなく，下大静脈径（inferior vena cava：IVC）も10mm程度，呼吸性変動あり，担当レジデントは，心不全は否定的かと推察した．しかし，同時に撮像した胸部X線写真では，肺門部を中心としたうっ血像を認めた．

　この病態を「収縮能が保たれているから心不全ではない」ではなく，「収縮能が保たれているタイプの心不全」と認識することが大切である．収縮能が保たれる心不全は，近年かなり議論にあがることが多く，HFpEF（"へふぺふ"と読む！）とよばれる（heart failure with preserved ejection fractionの略）．EF＞50％が1つの目安といわれるが確立した数字ではない．HFpEFの頻度は一般に思われるよりも多く，心不全の半数を占める（AHA心不全ガイドライン[1]．一般的な心不全のイメージである収縮不全型心不全（HFrEF: heart failure with reduced ejection fraction）と比較して予後も不良とされる．

　HFpEFの原因は甲状腺機能亢進症や慢性貧血に伴う高拍出性心不全や，僧帽弁逸脱などの急性弁疾患など多岐にわたるが，拡張不全型心不全が最多を占める．

　収縮不全型心不全の病態は駆出率低下に伴う1回拍出量の低下を主としているが，拡張不全型心不全は駆出率には問題がなく，拡張期の心筋弛緩，左室内への血液流入に異常を認める結果，左室の拡張末期圧が上昇し心不全症状をきたすことが主病態である．高齢の女性で高血圧を既往にもつ患者で，来院時高血圧が多いのも特徴である．高血圧を反映して左室心筋の肥厚を認めること

が多い．

　拡張不全型心不全の診断と治療は確立していない．左室拡張不全を占める心臓エコー所見として左室流入波形でのE/A（early diastolic filling velocity/atrial filling velocity）が代表的であるが，拡張不全の進行に伴いむしろ正常に近い波形になることもあり十分な精度は期待できない．心臓エコーに精通していない医師がベッドサイドエコーにより拡張不全の診断をすることは容易ではない．脳性ナトリウム利尿ペプチド（brain natriuretic peptide：BNP）値測定は，慢性閉塞性肺疾患（chronic obstructive pulmonary disease：COPD）急性増悪や急性呼吸窮迫症候群（acute respiratory distress syndrome：ARDS）などの非心原性疾患との鑑別診断に役立つとの報告もあるが，収縮不全型心不全と比較してやや低値になることが多かったとの報告もあり，評価は一定していない．

　治療は，高血圧を呈しているときの降圧治療を含めて通常の心不全と同一のものが推奨されるが，知見に乏しく確立されていない．

　ACCF/AHAガイドラインにおいても，①心不全の徴候を認める，②収縮能が良好，③拡張不全を示唆する所見がある，程度の診断基準の記載しかない．高血圧症の高齢女性が呼吸困難を呈しているときには，たとえ左室収縮能がよくても拡張不全型心不全を鑑別疾患として念頭におくことが重要である．

【文献】

1) Yancy CW, et al. J Am Coll Cardiol. 2013. PMID [23747642]

〈加藤之紀　小尾口邦彦〉

V. 循環

4 CVPを指標とした輸液療法

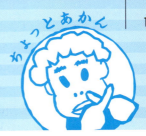

　循環不全を是正する際，左室前負荷を増大させるために輸液療法が行われる．輸液量が少ないと，前負荷の減少が是正されず循環不全から回復しないため，不適切な血管収縮薬投与を招き，臓器虚血あるいは臓器不全の危険性を増加させる可能性がある．逆に過剰な輸液はうっ血性心不全の危険性を増加させ，組織酸素運搬能を低下させる可能性がある．循環不全患者のうち，輸液負荷によって循環動態が改善するのは全体の約50％程度であると考えられているため[1]，すべての循環不全患者に輸液を行えば，半数の患者に対し，不必要な輸液を行うことになる．輸液負荷を行う前に輸液反応性の評価ができれば，不必要な輸液負荷が避けることができる．

　中心静脈圧（central venous pressure: CVP）は古くから輸液管理の指標として使用されてきた．しかし，静脈は動脈の30倍にも及ぶコンプライアンスを有するため，容量の変化に対する圧の変化はきわめて小さく，静脈系の容量を静脈圧で評価することは容易でない．特に重症患者では静脈抵抗，胸腔内圧および右心室のコンプライアンスが変化するため，CVPは右心室の前負荷のよい指標とはなり難い．結果的に，CVPは左室前負荷の指標となり難く，多くの研究がCVPあるいはCVPの変化が輸液反応性と関連しないことを報告

表1　輸液反応性の評価としての有効性

方法	受信者操作特性曲線下面積*（95% CI）
PPV (pulse pressure variation)	0.94 (0.93-0.95)
SPV (systolic pressure variation)	0.86 (0.82-0.90)
SVV (stroke volume variation)	0.84 (0.78-0.88)
CVP	0.55 (0.48-0.62)
下肢挙上テスト	0.95 (0.92-0.97)

*受信者操作特性曲線下面積：1に近づくほど輸液反応性の指標として優れており，0.5に近づくほど優れていない．
・95% CI; 95％信頼度区間

している[2]（表1）．少なくとも，現時点において，循環不全患者に対し，輸液を行うか行わないかを判断するためにCVPあるいはCVPの変化は使用すべきではない．

近年，呼吸性変動を観血的動脈圧波形やパルスオキシメトリーの脈波信号強度で検出し，輸液反応性の評価に使用する方法が報告されている（表1）．呼吸性変動を用いた輸液反応性の評価の指標として，①観血的動脈圧波形の収縮期血圧変動（systolic pressure variation: SPV），②脈圧変動（pulse pressure variation: PPV），③動脈圧波形解析法（pulse contour法）を用いて計算された1回拍出量の変動（stroke volume variation: SVV），および，④パルスオキシメトリーの脈波信号強度の変動（pleth variability index: PVI）などがあげられる．しかし，これらの呼吸性変動を輸液反応性の指標として使用するためには，安定して陽圧換気が左室前負荷を変化させる状況でなければならない．自発呼吸を温存した呼吸管理下では，呼吸性変動による評価が困難である．

下肢挙上により，胸腔内に向かって下肢から血液が移動し，静脈還流量の増加により左室前負荷の増加が生じる．この反応は1分以内に生じるため，リアルタイムに前負荷増加が循環動態に与える影響を観察することができる．45度の下肢挙上の変化は，約500mLの輸液負荷に匹敵する前負荷増加を生じる．この前負荷増加は下肢を水平位に戻すことで，中和することができるため，下肢挙上テストは可逆的"自己血輸血"と考えることもできる．下肢挙上テストは，自発呼吸管理中であっても，不整脈が存在しても評価できる．下肢挙上テストは，正しく施行すれば輸液反応性の評価として優れた方法である[3]．下大静脈閉塞や腹腔内圧増加など，下半身からの静脈還流が障害されている患者では下肢挙上テストの有効性は低くなる．

ただし，重篤な右心不全やうっ血性心不全が存在する場合，多くの患者でCVPは正常値以上（12～15cmH$_2$O以上）となっている．この際には，輸液療法は循環改善に有効である可能性は低く，むしろ病態悪化に関与することを示唆するかもしれない．

【文献】
1) Marik PE, et al. Crit Care Med. 2009. PMID [19602972]
2) Marik PE, et al. Chest. 2008. PMID [18628220]
3) Cavallaro F, et al. Intensive Care Med. 2010. PMID [20502865]

〈江木盛時〉

5 体液量評価を絶対視する

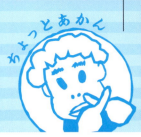

「この患者にどれぐらい補液すればいいのだろうか…」という臨床的疑問は，過剰補液の有害性も踏まえると，常に臨床医を悩ませる．少なくとも現時点で体液量の評価基準として絶対的なものは存在しない．どの指標も不完全であることを前提として，代表的な体液量評価基準を知り，活用する工夫が必要である．

a. 静的評価

心拍出量の増加を補液の指標にする場合，左室拡張末期圧がその評価対象といえる．その評価をある定点で行うことを静的評価という．代表的なものは以下の2つである．

1) CVP (central venous pressure)

中心静脈圧を測定することによって間接的に左室拡張末期圧を類推する方法であり，国内外における敗血症診療ガイドラインの体液量指標としても使用され，目標値として8〜12mmHgが目安となる．しかし人工呼吸器設定や肺高血圧の存在などによって影響を受けるため，その正確性は近年疑問視されている．測定のために中心静脈カテーテルの挿入が必要なことも敬遠される一因である．

2) IVC径 (inferior vena cava diameter)

下大静脈の径とその呼吸性変動から間接的に体液量を推定する方法である．IVCの呼吸性変動が50％以上の場合感度91％，特異度94％でCVPが8mmHg以下との報告もありCVPとの相関性はある程度確立されているが，CVPの正確性が疑問視されている前提では，IVCの有用性も定かではないとするのが妥当である．簡便性や非侵襲性においてCVPよりも使いやすい．

b. 動的評価

介入による心拍出量の変化や，経時的な変化から輸液反応性を評価する方法

で，近年上記の静的評価よりも輸液反応性の予測に優れているとされている．しかし，後述の passive leg raising test 以外は，挿管調節換気下であることや，不整脈がないことが正確な測定の前提条件となるため，使いにくい点も多い．

代表的なものを以下にあげる．

1) PPV（pulse pressure variation）

動脈圧ライン波形の脈圧の呼吸性変動から補液反応性を判断する方法．（脈圧の最大値－最小値）/ 脈圧の平均値×100（%）で計算され，11～13%を上回る場合，輸液負荷にて心拍出量が上昇することが期待される．

2) SVV（stroke volume variation）

動脈圧ライン波形から1回拍出量変化の呼吸性変動を検出したもの．PPVと同様に評価し9～13%程度を基準にしている報告が多い．自発呼吸がなく不整脈もない理想的な状況ではある程度確立している指標ではあるが，自発呼吸下や1回換気量が制限されていると正確性が悪化することも報告されている．

3) PLR（passive leg raising test）

ショックのときに足を上げて！の発想そのままに，30～45°両足を上げて心拍出量の増加を評価する方法．「可逆的自己血輸血」とも称され，200～300mL の急速補液に相当するといわれる．心拍出量が10～15%増加すると輸液反応性ありと評価する．古典的な方法だが，自発呼吸がある患者にも適応可能で，非侵襲的であり，また輸液反応性に対する感度/特異度も89%/91%と良好の報告もある．

このような評価方法に加えて，PiCCO（pulse contour cardiac output）カテーテル，LiDCO（lithium dilution cardiac output）モニターなどで評価する方法，また近年は NICOM（non-invasive cardiac output monitoring）などの体表部電極のみで評価する非侵襲的な評価方法も出てきているが，いまだ絶対的な指標はないことを繰り返し強調しておきたい．

さらに，"心拍出量が増加するといってその間輸液負荷を継続するべきなのか"という根源的な問題もある．結局は身体所見や尿量を含め多くの指標を参考にしながらベッドサイドでこまやかに滴定するしかないと思われる．いつの日にか機械が勝手に必要輸液量，体液量を正確に計算し調節してくれる時代が

表1　静的評価・動的評価の比較

	評価方法	基準値	正確性の目安	欠点
CVP	中心静脈圧の測定	8～12mmHg	AUC＝0.55	PEEPやCOPDなどで正確性低下
PPV	脈圧の呼吸性変動	11～13%	AUC＝0.94	自発呼吸なく，不整脈もない状態が評価の前提
SVV	1回心拍出量の呼吸性変動	9～13%	AUC＝0.72～85	自発呼吸なく，不整脈もない状態が評価の前提
PLR	下肢の拳上による心拍出量変化	10～15%の心拍出量増加	AUC＝0.95	特になし

PEEP: positive end-expiratory pressure（呼気終末陽圧）
COPD: chronic obstructive pulmonary disease（慢性閉塞性肺疾患）

くるかもしれないが，そうなると我々ICU医の仕事はマウスのクリックだけになってしまうかもしれず，やりがいもなくなってしまうと思うのは筆者だけだろうか．

【文献】

1) Marik PE, et al. Crit Care Med. 2009. PMID［19602972］
2) Scott MC, et al. Emerg Med Clin North Am. 2014. PMID［25441036］
3) Nagdev AD, et al. Ann Emerg Med. 2010. PMID［19556029］

〈加藤之紀　小尾口邦彦〉

6 循環管理の際に末梢温度を気にしない

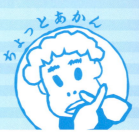

　重症患者を管理する際にモニター画面の脈拍・血圧・中心静脈圧だけをみていないだろうか？　末梢温度は循環管理を行う上で重要ではないだろうか？

　循環管理において考慮すべき要素は様々あるが，前負荷・心収縮力・血管抵抗（後負荷）はきわめて重要である．循環血液量減少性ショックでは前負荷が減少し，心原性ショックでは心収縮力が低下し，敗血症性ショックでは後負荷と前負荷が共に減少する．上記の3要素が血圧低下にどのように関与するかを考慮することで，循環管理はより明確になる．しかし，ベッドサイドで測定される循環パラメーターは血圧・中心静脈圧などの"圧"であり，心拍出量や血管抵抗などの"量"や"抵抗"は他のモニターを使用しなければ測定することができない．

　末梢温度は末梢血管拡張の指標であり，血管抵抗を間接的に推測することに利用できる．血圧と血管抵抗を意識して循環管理を行うことで，心拍出量を推測することが可能となる．血圧が低く末梢温度が低ければ，心拍出量は低下しており，前負荷と心機能の評価を行うことができる．血圧が低く末梢温度が高ければ，ノルアドレナリンなどの血管収縮薬使用を考慮することができる．敗血症性ショック患者でwarm shockの場合でも，病態が悪化すれば心機能が低下し，cold shockに移行する可能性がある．この変化も末梢温度を確認することで認知することができる．

　末梢温度は触診により即座に判断できるため，病棟での急変時など，モニターのない医療環境での循環管理においても強力な循環指標である．また，心房細動を含めた不整脈や大動脈弁逆流や三尖弁逆流などが存在する患者では，熱希釈法による心拍出量測定の精度が低下する．このような際にも末梢温度を考慮することで，より熟慮された循環管理が可能となる．

　医療者の基本行為を"手当て"という．患者の手や足などを触ることでより，血管抵抗も意識した循環管理が可能となると考えられる．

〈江木盛時〉

V．循環

7 ショック患者に 22G や 24G 留置針による末梢血管路を確保する

　救急外来で一番慌てる状況は，明らかなショック患者を迎え入れたときではないだろうか．心肺停止はオフザジョブトレーニングで学んだアルゴリズムをフル回転して対応したが，いざ蘇生されたらさてどうしよう…という状況もあり得る．

　ショックは，循環血液量減少性ショック，血液分布異常性ショック，心原性ショック，閉塞性ショックに大別される．ではこれらのショックに対する共通した初期治療は何か．それは補液の開始である．出血などで循環血液量減少性ショックに対して循環改善のために補液が必要であることは議論がない．敗血症やアナフィラキシーショックに対しても，容量血管系拡張や血管透過性亢進に伴う血管内容量不足に対して輸液が必要である．肺塞栓や緊張性気胸，心タンポナーデなど閉塞性ショックでは，原疾患の改善が根本的治療ではあるが並行して補液負荷を行う必要がある．心原性ショックにおいても，補液負荷がさらなる悪化につながる危険性を認識しつつ，それでも血管作動薬の導入後に予期される前負荷不足に備えることは必要である．

　しかし，概してショックの患者は末梢血管路が確保しづらい．辛うじて四肢末梢の細い静脈に 24G 留置針を留置できたとしても，十分な急速輸液には使用できないことに留意すべきである．肘静脈や外頸静脈などに太い留置針による末梢静脈路確保を心がけたい．肘静脈における関節屈曲による滴下不良に対しては，シーネによる固定も考慮されて良い．

　粘性のある流体が管径が一定の管を流れる場合の流速については，Hagen-Poiseuille の法則がある（図1）．

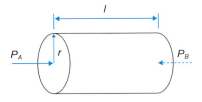

図1 ▶ Hagen-Poiseuille の法則

$$V = \pi \Delta P\, r^4 / 8\eta l$$

$V=$流速，$\Delta P=$圧格差，$\eta =$粘度，$l=$管の長さ，$r=$管径

　すなわち，投与できる補液の速度は半径の4乗に比例し，その長さに反比例する．留置針径の影響が非常に大きいことがわかる．単純計算で半径が2倍の留置針を使うと実に16倍（！）の速度で補液ができる．さらに，長さに流速が反比例するため，中心静脈カテーテルはその長さ故に末梢静脈留置針よりも不利であることがわかる．また，細い輸液回路や延長チューブを使用すると回路抵抗が大きくなることも知っておきたい．

　さらに，末梢血管確保が難しいときに骨髄針での骨髄輸液路の確保を試す方が迅速に輸液が開始可能である．

〈加藤之紀　小尾口邦彦〉

V. 循環

8 血圧低下に対する第 1 選択としてドパミンを用いる

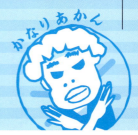

　重症患者における血圧低下に対して昇圧薬を選択する際，どのような薬剤が，患者の予後改善を考慮した場合に最も有益であろうか？　本邦では慣習的にドパミンが使用されることが多かったが，ドパミン使用は第 1 選択としても良いのであろうか？

　輸液療法にもかかわらず平均血圧 70mmHg 以下，あるいは収縮期血圧が 100mmHg 以下であった 1,679 名の患者（循環血液量減少性ショック，心原性ショック，敗血症性ショックを含む）において，ドパミンを第 1 選択とする患者群とノルアドレナリンを第 1 選択とする患者群の 2 群に分けて予後を検討した研究が，8 施設で行われた[1]．主要検討項目である 28 日死亡率については，ドパミン群で 52.5％，ノルアドレナリン群で 48.5％であり，有意差はなかった（$p=0.10$）．心拍数は投与開始から 36 時間まではドパミン群で有意に多く，不整脈の発生率もドパミン群で有意に高かった（24.1％ vs 12.4％，$p<0.001$）．本研究には，循環血液量減少性ショック，心原性ショック，敗血症性ショックの 3 種類のショックが含まれていたが，心原性ショックにおける 28 日死亡率はドパミン投与で有意に高かった（$p=0.03$）（図 1）．

　敗血症性ショックに関しては，上記研究後の 2012 年に，6 個の無作為化比

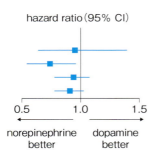

図 1 ▶ ノルアドレナリンとドパミン投与が死亡率に与える影響

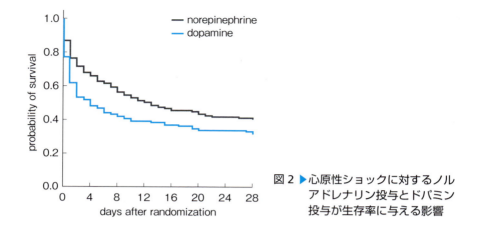

図2 ▶ 心原性ショックに対するノルアドレナリン投与とドパミン投与が生存率に与える影響

較試験のメタ解析が報告されている[2]．ドパミン投与は死亡率増加に有意に関連し（相対リスク比 1.12，p = 0.035），不整脈発生率が有意に増加することが示された（相対リスク比 2.34，p = 0.001）（図2）．

 現在のところ，ショック患者に対するドパミンの使用は，死亡率増加や不整脈発生率増加のリスクが示唆されており，少なくとも昇圧薬の第1選択薬にはならない．

【文献】
1) De Backer D, et al. N Engl J Med. 2010. PMID [20200382]
2) De Backer D, et al. Crit Care Med. 2012. PMID [22036860]

〈江木盛時〉

VI．神経

1 意識障害のない頭部外傷患者での ルーチンフォロー CT

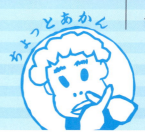

　意識障害のない頭部外傷患者において，最初の頭部 CT で頭蓋内出血や脳挫傷を認めた場合，フォロー CT を予定するのは非常に一般的なプラクティスである．ルーチンとしている施設が多いと考えられる．しかし軽症頭部外傷において，ルーチンフォロー CT の有用性は非常に限定的であることが報告されている．フォロー CT をオーダーして安心するよりも，神経学的診察をしっかり行うほうが，早期発見，早期介入に繋げやすいと考えられる．

a．軽症頭部外傷とは[1]

　頭部外傷は GCS で重症度を分けることが多い．GCS 13 〜 15 は軽症，GCS 9 〜 12 は中等症，GCS 8 以下は重症である．また，頭部外傷患者の CT でみられる頭蓋内病変としては，硬膜外血腫，硬膜下血腫，脳挫傷，くも膜下出血などがある．

b．意識障害のない頭部外傷

　受診時 GCS 15 で意識障害のない場合でも，一過性の意識消失や外傷後健忘があったり，頭痛，嘔吐，局在徴候，凝固障害，高エネルギー外傷などのリスク因子があれば，頭部 CT の撮像が推奨される（参照：I．ER 診断　1．低リスクの軽症頭部外傷患者に対する頭部 CT，1 頁）[2]．その際に頭蓋内病変が認められれば，フォロー CT を予定することが多い．

c．軽症頭部外傷のルーチンフォロー CT の有用性： システマティックレビュー[3]

　Stippler らは 19 報告，計 1,630 名（平均年齢 35.2 歳）の軽症頭部外傷患者についてのシステマティックレビューの結果を報告している[3]．この報告での対象は GCS 13 〜 15 の軽症頭部外傷患者で，かつ最初に撮像した頭部 CT で硬膜外血腫，硬膜下血腫，脳挫傷，くも膜下出血などの異常所見を認めた患者

である.

　1,630名の軽症頭部外傷患者のうち，56名（3.4%）はルーチンフォローCTの撮像前に神経学的増悪があった．残り1,574名でルーチンフォローCTが撮像された．このうちCT上の増悪を18.2%で認めたが，実際に脳神経外科的介入を要したのは0.7%（11/1,574）にすぎなかった．一方，神経学的増悪があった56名のうち，脳神経外科的介入を要したのは42.9%（24/56）であった．

　著者らは，CT上の異常所見を伴う軽症頭部外傷患者において，ルーチンフォローCTは脳神経外科的介入の必要性にほとんど影響しない，と結論している．また，緻密な観察と神経学的診察の重要性を指摘している．この報告はGCS 13～15の患者を含んでおり，受診時にGCS 15で意識障害がない場合は，ルーチンフォローCTの有用性はさらに乏しいと考えられる．

d. では，どうすればよいのか？

　意識障害のない頭部外傷患者において，ルーチンフォローCTはあまり有効ではないと考えられる．しかし，初回のCTで異常所見があった場合にフォローCTを撮像するというプラクティスは，訴訟などの様々な事情との関連の中で，標準ケアになっている施設が多いと予想される．たとえ医学的にフォローCTが不要と考えられる場合でも，施設での標準ケアに従わないことは容易でない．

　また，軽症頭部外傷においても凝固障害[4]，中硬膜動脈を横切る骨折[5]，静脈洞を横切る骨折，65歳以上[6]，などのリスク因子がある場合は，フォローCTが有用であると報告されている．

　施設の考え方や，上記のリスク因子を考慮しつつ，患者とよく相談してフォローCTの必要性を検討すべきである．そして，脳神経外科的介入をするかどうかについては，フォローCTよりも神経学的診察をきっちり行うことが重要であることを強調しておきたい．

【文献】

1) Narayan RK, et al. Closed head injury. In: Principles of Neurosurgery. 2005. p.301-18.
2) Vos PE, et al. Eur J Neurol. 2002. PMID [11985628]
3) Stippler M, et al. Emerg Med J. 2012. PMID [22307924]
4) Kaufman HH, et al. Neurosurgery. 1980. PMID [7442987]
5) Knuckey NW, et al. J Neurosurg. 1989. PMID [2915245]
6) Chieregato A, et al. Neurosurgery. 2005. PMID [15792505]

〈田中寛大　石丸裕康〉

2 意識障害，失神，麻痺患者において急性大動脈解離を意識しない

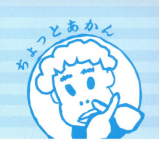

　急性大動脈解離は心筋梗塞，くも膜下出血，肺塞栓などと並んで救急外来において常に頭のどこかで意識しておかなくてはいけない重症疾患の1つである．

　一般的には突然発症の鋭い胸痛と背部痛，痛みの移動が大動脈解離の典型的な症状である．主訴が背部痛であるとき急性大動脈解離を疑わない医師は少ないであろう．急性大動脈解離が実臨床において問題になるのは非典型的な症状で来院することが少なくないからである．特に上行大動脈を巻き込むStanford A型の急性大動脈解離の臨床症状の多様さには悩まされることが多い．以下に急性大動脈解離の"よくある"非典型的臨床像をあげる．

1）心筋梗塞

　上行大動脈基部までの解離が及んでいる際には冠動脈の閉塞から心筋梗塞を合併することがある．偽腔が上行大動脈の右側になることが多いことから右冠動脈の閉塞の方が左冠動脈よりも多く，冠動脈基部からの閉塞であることから房室ブロックなどの伝導障害をきたすこともある．

2）片麻痺，意識障害

　解離の頸動脈への伸展や，偽腔による頸動脈の閉塞などによって，片麻痺や意識障害をきたす場合がある．脳卒中症状はStanford A型大動脈解離の16％に合併するとの報告もあり，意識障害なども含めた神経学的所見としては30％近くに合併すると報告されている．神経学的所見を認めない大動脈解離患者と比較すると，神経学的所見を認める患者は胸痛を訴えないことが多いともいわれており，非常に厄介である．

3）失神

　急性大動脈解離患者の13％で失神を認めると報告されている．心タンポナーデによる心拍出量の減少や頸動脈の解離による血流低下がその原因といわれており，失神の発症では心タンポナーデや脳卒中症状の合併が多く，その予後も不良である．

急性大動脈解離の6％程度は痛みを伴わないといわれており，上記のような症状，疾患の患者に出会ったときには脳卒中，心筋梗塞の診断のみにひた走るのではなく，「大動脈解離がひきおこしたのではないか？」と疑うことが重要になる．特に脳梗塞・心筋梗塞を伴う大動脈解離は，脳梗塞・心筋梗塞が合併症で大動脈解離が原因疾患であるが，心電図や画像所見により脳梗塞・心筋梗塞の診断にアンカリング（1つの考えが浮かぶとそこから離れられなくなる）してしまい，陰に隠れた大動脈解離に思いがおよばないケースが多い．たとえば，急性大動脈解離に合併した脳梗塞に対して遺伝子組み換え組織プラスミノーゲンアクチベーター（rt-PA/アルテプラーゼ，グルトパ®）が投与され急死したケースは数多く，グルトパ®の添付文書には胸部大動脈解離あるいは胸部大動脈瘤を合併している可能性がある患者では適応を十分に検討することと強く警告されている．急性大動脈解離に合併した心筋梗塞に対して抗凝固薬や血栓溶解薬，抗血小板薬を投与することは同様に危険である．

　大動脈解離は，①突然の鋭い胸痛・腹痛，②胸部X線での上縦隔の拡大（＞8cm），③血圧の左右差（＞20mmHg），動脈の触知不良，のすべてがなければ感度93％で否定できるとされ，血液検査で有望視されているD-dimerは閾値を0.5μg/mLに設定すると感度97％で否定できると報告されているが，いずれも完全に否定できるものではなく，今後も我々の頭を悩ます疾患であることは変わらない．急性大動脈解離時には非常に多彩な症状を呈すること（表1），

表1　大動脈解離に伴う多彩な症状

障害された部位	疾患・症状
心臓	心筋梗塞・狭心症・大動脈弁逆流
上行大動脈	胸腔内出血・縦隔出血・上大静脈症候群
左反回神経・迷走神経	嗄声・嚥下障害
弓部大動脈・その分枝動脈	脳虚血・意識障害・上肢血流障害
下行大動脈	胸腔内出血・縦隔出血
Adamkiewicz動脈（肋間動脈・腰動脈の分枝←下行大動脈の分枝）	対麻痺
腹部大動脈	腹腔出血・腹部臓器虚血・腎不全・麻痺性イレウス・後腹膜血腫
下肢動脈	下肢虚血

説明のつかない複数臓器症状をみたら急性大動脈解離を想起することが重要である．

【文献】
1) Hagan PG, et al. JAMA. 2000. PMID [10685714]
2) Gaul C, et al. Stroke. 2007. PMID [17194878]
3) Nallamothu BK, et al. Am J Med. 2002. PMID [12427495]
4) 日本循環器学会．循環器病の診断と治療に関するガイドライン（2010 年度合同研究班報告）．大動脈瘤・大動脈解離診療ガイドライン（2011 年改訂版）．

〈加藤之紀　小尾口邦彦〉

Ⅵ. 神経

3 くも膜下出血を安易に除外する

　くも膜下出血は心筋梗塞，急性大動脈解離，肺塞栓などと並んで救急外来において常に頭のどこかで意識しておかなくてはいけない重症疾患の1つである．注意しても騙されるケースが少なくないという意味において，くも膜下出血を救急外来におけるもっとも意識すべき鑑別診断にあげる救急医は少なくない．騙されてしまうパターンは以下の2つに集約される．

a. 疑ったのに見逃す

　くも膜下出血の診断に頭部CTが有用であるが，その診断感度は発症から時間がたつにつれて低下する（発症5日後の撮影では58％との報告もある）．発症から6時間以内にマルチスライスCTで撮影された場合は感度100％で診断できるとも報告されているが，あくまで放射線科医による読影という条件付きであり，一般医を対象とした数字ではない．すべてのくも膜下出血がいわゆる「ダビデの星」といわれるようなくっきりとしたCT所見を示すわけではなく，シルビウス裂に少しだけうつっているような場合もある．現場では"目を皿のようにして"くまなく何回も撮影した画像を確認しなければならない．強く疑う症状なのにどうみても頭部CTが正常な場合は，現時点では腰椎穿刺による髄液所見観察に頼らざるをえない．髄液に赤血球やキサントクロミーがなければ，くも膜下出血を否定できる．臨床症状のみでくも膜下出血を除外できるルールが報告されているが（図1），40歳以上の患者がすべて除外できない群に含まれる点は問題かもしれない．

b. 疑うことなく見逃す

　「突然の頭痛」「人生最大の頭痛」が典型的なキーワードとなるくも膜下出血だが，頭痛を伴わないくも膜下出血も8％程度あり，これらは不定愁訴あるいは一過性意識障害や嘔気嘔吐のみ，「人生最大というほどではないがそこそこの頭痛」などの所見で来院する場合がある．

> **オタワ SAH ルール**
>
> 1時間以内に最強に達する頭痛にて来院した患者で
> 意識清明かつ16歳以上の患者に適応できる．
> ただし，○神経学的所見を呈する患者
> 　　　　○脳腫瘍，SAH，動脈瘤の既往がある患者
> 　　　　○6カ月以内に3回以上の繰り返す頭痛を認める患者
> には適応できない．
> ✓ 40歳以上
> ✓ 頸部の痛みもしくは硬直
> ✓ 目撃者のいる意識消失
> ✓ 労作時の発症
> ✓ 即座にピークに達する頭痛
> ✓ 診察上の頸部可動域制限
> 以上に1つも該当しなければくも膜下出血を感度100%で除外できる．

図1 ▶ オタワSAHルールの概要（文献3を参考に筆者が作成）

　くも膜下出血患者の多くは，交感神経系の賦活により高血圧で来院することが多いが，補液や血管作動薬に反応が乏しい低血圧など循環器疾患を疑わせる所見を呈する場合もある．くも膜下出血発症時にはST変化やトロポニン上昇がみられることがあり，心筋梗塞との鑑別も必要である．また，神経原性肺水腫やたこつぼ型心筋症を合併する．これらには交感神経の亢進や静水圧の上昇などが関与するとされるが不明な点も多い．古くから報告される神経原性肺水腫の多くは，たこつぼ型心筋症の合併で説明できるとの考えもある．

　くも膜下出血の診断においては，

- 典型的な症状のとき：CT画像をくまなく観察し，陰性所見の場合には腰椎穿刺も考慮する．
- ショックや心筋梗塞，心不全などを疑う患者で，意識障害・頭痛・頸部痛などを合併しているときには鑑別診断からくも膜下出血を決して除外しないことを心がけたい．

【文献】

1) Backes D, et al. Stroke. 2012. PMID [22821609]
2) Naganuma M, et al. J Stroke Cerebrovasc Dis. 2008. PMID [18984423]
3) Perry JJ, et al. JAMA. 2013. PMID [24065011]
4) Liman T, et al. Nervenarzt. 2008. PMID [18679640]
5) van Gijn J, et al. Neuroradiology. 1982. PMID [7088285]

〈加藤之紀　小尾口邦彦〉

Ⅵ. 神経

4 活動型せん妄の患者をICU症候群としてICUを退室させる

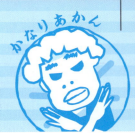

　ICU在室中の患者が不穏状態である．肺炎の治療中であり，徐々に改善してきたが，昨日から発熱が再燃している．Richmond Agitation Sedation Scale（RASS）は＋2であり，Confusion Assessment Method in the ICU（CAM-ICU）は5点で，活動型せん妄と診断された．主治医からは，ICU症候群であるため，ICU退室で改善するので病棟に移動することを勧められた．ICUを退室させてもよいだろうか？

　重症患者のせん妄には多くの危険因子が存在する．この危険因子には，重症化以前の認知障害，視力/聴力障害などの患者因子や，治療的安静，身体抑制，隔離といった環境要因などの医原性因子がある[1]（表1）．もし，せん妄が環境要因で生じているのであれば，一般病棟への転室でせん妄は改善する可能性があるかもしれない．

　しかし，せん妄の発生には，酸塩基平衡異常，貧血，電解質/内分泌異常，感染，呼吸不全など，重症疾患因子によるものも少なからず存在する[1]（表1）．重症患者において，せん妄の発生は死亡率上昇や入院期間延長と有意に相関する[2]．特に本患者では，感染の合併や再燃はせん妄発生に影響する可能性がある．敗血症の診断基準にも，意識の変容という項目が加えられている[3]．

　ICU入室中の患者にせん妄が生じた際には全身検索を行い，せん妄を生じさせる重症疾患要因がないか，詳細に検証するべきである．せん妄の発生はICU退室を促す所見ではなく，全身状態を再確認するきっかけである．これらの検索で全身状態に問題がなければ，環境因子の影響を考慮に入れ，ICU退室を考慮してもよい．

表1　重症患者におけるせん妄の危険因子

患者因子	重症疾患因子	医原性因子
・アポリポ蛋白 E4 多型 ・認知障害 ・抑うつ ・てんかん ・脳卒中の既往 ・視力 / 聴力障害	・酸塩基平衡異常 ・貧血 ・中枢神経異常 ・電解質異常 ・内分泌異常 ・発熱 ・肝機能異常 ・疾患スコアの上昇・悪化 ・脱水 ・低血圧 ・低体温 ・低酸素血症 / 低酸素症 ・頭蓋内出血 ・感染 / 敗血症 ・栄養障害 ・代謝異常 ・心筋障害 ・中毒 ・呼吸不全 ・ショック ・外傷	・社会的関わりの不足 ・過剰な看護ケア ・治療的安静 ・身体抑制 ・隔離 ・投薬 ・過剰鎮静 ・不適切な鎮痛管理 ・睡眠障害 ・血管カテーテル類留置

(Smith HA, et al. Crit Care Clin. 2009; 25: 593-614)[1]

【文献】

1) Smith HA, et al. Crit Care Clin. 2009. PMID [19576533]
2) Ely EW, et al. JAMA. 2004. PMID [15082703]
3) Dellinger RP, et al. Crit Care Med. 2013. PMID [23353941]

〈江木盛時〉

COLUMN ❷

不眠やせん妄に対する ベンゾジアゼピン系薬物治療

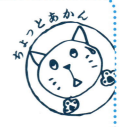

> **症例** **90歳男性**
> 誤嚥性肺炎で入院，治療開始して3日目．解熱も得られ，痰の量も酸素化も改善傾向．同日看護師から相談された．
> 「○○さんが全然入眠しなくって，せん妄のような気がするんですが…何か眠剤使ってもいいですか．」

　このような場合，『せん妄』という言葉に一瞬悩みつつ，ベンゾジアゼピン系睡眠薬が処方されることがある．ところが翌朝，患者は覚醒せず，嚥下もままならない状態になっている，このような光景をみかけることはないだろうか．本患者は本当にせん妄なのだろうか？　せん妄を評価/診断，あるいは否定するための情報は何だろうか？

a．"せん妄"の評価

　せん妄という言葉は漠然と使われやすい．せん妄は，「数時間から数日の短期間のうちに様々な誘因から発症する一過性の意識変容」と定義されるが，その基準は曖昧である．DSM-5 ではもう少しわかりやすく診断のポイントを次の5つに分けている．

A) 注意/集中力の低下
B) 認知機能の低下
C) 日内変動性
D) 既存の神経認知障害，昏睡ではない
E) 身体疾患による生理学的変化の結果

　しかし，いずれの項目も定量化しづらく曖昧であることに変わりはない．曖昧なものをさらに個人的な感覚で評価することで，信頼性はさらに低下する．本症例のように安易な介入が過鎮静などさらなる意識状態修飾

をもたらす危険性もある．

　客観的評価を高めるために考案された ICU 患者のせん妄評価スコアにCAM-ICU や ICDSC があり，これらを活用してより正確なせん妄評価を行うことが必要であろう．

b. せん妄への介入

　せん妄は脳内神経伝達物質とよばれるアセチルコリン，ドパミン，セロトニン，GABA，グルタミンなどの作用の亢進や低下がその発症のメカニズムといわれているが，明確には解明されていない．2014 年発表された日本の PAD（Pain Agitation Delirium）ガイドラインにおいて，エビデンスレベルと推奨度が高い項目（推奨度 1B 以上）は下記の通りであるが，薬物治療は含まれていない．

1) せん妄は予後を増悪させ，入院期間を延長させる（A）
2) せん妄モニタリングの推奨（1B）
3) モニタリングツールとして CAM-ICU，ICDSC を使用（A）
4) せん妄発症，せん妄持続期間減少のための早期離床，早期リハビリテーション（1B）

（*A は質の高い RCT，B は重大な欠点のある RCT もしくは質の高い観察研究，1 は推奨に従った場合の望ましい効果が不利益を明らかに上回ると委員会で判断されたものである）

　過去にせん妄の治療として使用されてきた薬物療法（ベンゾジアゼピン，ハロペリドール，デクスメデトミジンあるいは非定型抗精神病薬）に関する大規模 RCT は行われておらず，効果も確立していない．

　せん妄の詳細なメカニズムが解明されていない現状では，せん妄をシンプルに『原疾患によって乱された脳内の神経伝達物質の流れによる意識変容』と考え，その状況をできるだけ正常化させることに努める他にないとするのが現時点では妥当であろう．すなわち，

1) 原疾患の治療を行ってできるだけ早く身体を元の機能に戻す，
2) 早期にリハビリ介入を行い，なるべく身体を動かして元の生活感覚を戻す，
3) 身の回りの環境を日常に少しでも近づけるよう，眼鏡をかけ，入れ歯をし，窓やカレンダーのある部屋らしい部屋で過ごし，騒音を

回避する,

などを考慮する．薬物療法に関しては，今後の知見集積を待ちながら，安易な薬物の過剰投与に傾かないよう配慮したい．

【文献】
1) 日本集中治療医学会, 編. 痛み・不穏・せん妄管理のための臨床ガイドライン. 東京: 総合医学社; 2015.
2) Peterson JF, et al. J Am Geriatr Soc. 2006. PMID [16551316]

〈青山紘希　小尾口邦彦〉

COLUMN ❸

離脱せん妄を除外せずに せん妄を薬物治療する

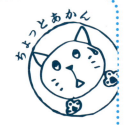

症例 **34歳男性**

昨日からの心窩部痛で救急外来受診．採血にてアミラーゼ高値を認めたため造影CT撮影をしたところ膵炎と診断され同日入院となった．
予後因子は0点でCT grade1，昨晩多量飲酒後であり，明らかな総胆管結石も指摘できず，非胆石性（おそらくはアルコール性）軽症膵炎と診断され絶食補液下で同日HCUへ入院となった．入院翌日には心窩部痛は軽快しており，入院3日目のCTフォローでも画像的な増悪所見は認めなかった．
同日夕方から患者は軽度の嘔気を訴えた．対症療法にて軽快せず，様子をうかがっていると次第に落ち着きがなくなり，著明な発汗とともに顔は赤らんできて，虫が自分の足を這ってくるなどの幻覚を訴えるようになった．

　離脱せん妄は適切な治療を行うことでコントロール可能な病態である[1]．DSM-5による離脱せん妄の診断基準と推奨される治療方針を表1，2に示す．
　ベンゾジアゼピン系薬剤はせん妄を誘発する危険因子であるが，ことアルコール離脱症候群の治療においてはアルコールと交叉耐性のあるベンゾジアゼピン系薬剤が第1選択となる．一般人に比して「ベンゾジアゼピンがまったく効かず」大量投与を必要とすることもある．

　せん妄の評価は難しい．血液検査のように数値化できないし，またCT検査のように画像としてとらえることもできない．単一光子放射型コンピューター断層撮影（single photon emission computed tomography：SPECT）や脳波などの検査を駆使しても解明できない．しかしながらせん妄という病態は大きな予後不良因子となっているのは事実であり，患者数も決して減っていない現状がある．我々はその現状をより真摯に受け止

▌表1▐　アルコール離脱せん妄の診断基準

アルコール多飲歴のある患者が中断後下記のうち2項目以上の症状を示す場合

> 自律神経の過活動
> 手指振戦
> 不眠
> 嘔気嘔吐
> 一過性の幻覚妄想
> 精神運動興奮
> 全般性強直間代性てんかん発作

＊せん妄の診断基準も満たす場合も離脱せん妄があるものとして考える．

▌表2▐　推奨されるアルコール離脱せん妄の治療原則

> ICUでの管理（が望ましい）
> 見当識を頻回に確認
> 十分な補液とチアミンの補充（500mg1〜2回/日×3日間）
> ベンゾジアゼピン系薬剤の経静脈的投与
> コントロール不良の幻覚妄想，不穏に対するハロペリドールの使用

めて臨床に臨み，安易な薬物投与による重大な合併症や患者への不利益を減らすよう努めなくてはならない．それと同時に，どの薬剤が効くかの試し試験ばかりでなく，生理学・生化学のレベルでその病態自体の解明をすべく研究を続ける必要がある．

【文献】

1) Schuckit MA, et al. N Engl J Med. 2014. PMID［25427113］

〈青山紘希　小尾口邦彦〉

VII. 感染 / 敗血症

1 ポビドンヨードによるカテーテル挿入部の消毒

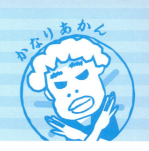

　カテーテル関連血流感染症（catheter-related bloodstream infection: CRBSI）は主要な院内感染の1つであり，特に集中治療室におけるCRBSIは医療コストの増大，ICU滞在日数や入院日数の延長，35％の死亡率増加をもたらす[1]．カテーテル挿入操作時の皮膚消毒は，カテーテル感染を制御する手段として重要である．皮膚消毒に用いる消毒薬として，本邦では慣例的に10％水溶性ポビドンヨード（PI）液が多く使用されている．PIは，広い抗微生物スペクトルをもち，褐色であるために消毒範囲がわかりやすく，粘膜に使えるという利点もあり，様々な場面で使用されている．しかし，近年では有用性に疑問が投げかけられている．

　2011年にCenters for Disease Control and Prevention（CDC）が「CRBSI予防のためのガイドライン2011」[2]を公表し，中心静脈カテーテル挿入時の皮膚消毒液として，第1選択に0.5％を超えるクロルヘキシジンアルコール（CHX-AL）溶液の使用を推奨，PIは第2選択とされた．イギリスのガイドライン[3]でも同様にCHX-ALが推奨されており，欧米各国ではPIからCHX-ALへの置換が進んでいる．その根拠となった，PIとCHX-ALの有用性を比較した研究は数多く存在する．2001年にMakiらは，CRBSI予防における皮膚消毒として1％ CHX-ALと10％ PIを1,039例，単施設ランダム化比較試験で比較した[4]．その結果，1％ CHX-AL群でカテーテルコロニゼーションおよびCRBSIが有意に減少した（前者：10.2％ vs 31.3％，$p<0.002$，後者：0.9％ vs 3.7％，$p<0.005$）．本邦からの報告[5]としては，1,132症例に中心静脈カテーテルと動脈圧ライン挿入部位の消毒薬として，0.5％および1％ CHX-ALとPIを比較した多施設ランダム化比較試験がある．結果は，CRBSIは有意差を認めなかったが，カテーテルコロニゼーションはPI群で有意に多かった（$p=0.028$）．2015年に報告された大規模ランダム化比較試験では，2％ CHX-ALと5％ PI-ALが直接比較され，CHX-AL群でCRBSI発生率が

有意に低かった〔0.28 vs 1.77，ハザード比 0.15 (0.01–0.41)〕[6].

　PI は有機物によって殺菌力が大きく低下するため，塗布前にアルコール綿などで皮脂や蛋白を除去しておくことが望ましいとされる．また，遊離ヨウ素濃度に相関して殺菌力が高まるため，塗布から処置開始までに 1～2 分程度待つ必要がある．これらを含め，適切な消毒効果を発揮する使用方法が実臨床で行われ難いことが，PI の有効性が低いことと関連しているかもしれない．

　少なくとも，過去の研究において，CHX–AL の効果は PI と同等あるいは優勢であり，カテーテル挿入時の皮膚消毒薬として PI ではなく CHX–AL を使用することが現時点では理にかなっている．CHX 濃度としては，本邦で利用できる 0.5％あるいは 1％製剤のいずれも使用可能と思われる．

【文献】

1) Heiselman D. JAMA. 1994. PMID [7990208]
2) O'Grady NP, et al. Am J Infect Control. 2011. PMID [21511081]
3) Pratt RJ, et al. J Hosp Infect. 2007. PMID [17307562]
4) Maki DG, et al. A randomized trial of a novel 1% chlorhexidine-75% alcohol tincture vs 10% povidone-iodine for cutaneous disinfection with vascular catheters. Tronto, Society for Healthcare Epidemiology of America, 2001.
5) 安田英人．INTENSIVIST．2015; 7: 424-7.
6) Mimoz O, et al. Lancet. 2015. PMID [26388532]

〈吉田浩輔　志馬伸朗〉

COLUMN ❹

血液培養採取時のポビドンヨードによる皮膚消毒

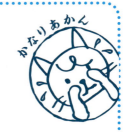

　血液培養採取は，いかにコンタミネーションを起こさないかが重要である．2011年に発表されたメタ解析では，血液培養採取におけるアルコール製剤，ポビドンヨード，クロルヘキシジンが比較された．アルコール非含有製剤よりもアルコール含有製剤のほうが，あるいはポビドンヨードよりもクロルヘキシジンのほうが，コンタミネーション率が低く，血液培養採取時の消毒薬はクロルヘキシジンアルコールを推奨すると結論づけている[1]．他の報告では，70％アルコールで汚染を除いてから，2％ヨードチンキもしくは2％クロルヘキシジンを使用することを推奨している[2]．これらの報告には本邦では使用できない薬剤もあるが，少なくともポビドンヨード単独では血液培養採取時の皮膚消毒薬として不十分で，代わりにクロルヘキシジンアルコールを使用するか，ポビドンヨードを使用するのであれば，塗布前にアルコール綿での除染が必要と思われる．

【文献】

1) Caldeira D, et al. J Hosp Infect. 2011. PMID [21194791]
2) Suwanpimolkul G, et al. J Infect. 2008. PMID [18407355]

〈吉田浩輔　志馬伸朗〉

Ⅶ. 感染/敗血症

2 SIRS，という診断

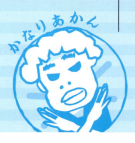

　全身性炎症反応症候群（systemic inflammatory response syndrome: SIRS）は，敗血症およびその関連病態を1つの定義として拾い上げ，臨床研究への組み入れなどを容易にすることを目的に1991年に提唱された"病態定義"の1つである．SIRSとは感染症をはじめとする種々の侵襲的病態によって引き起こされる全身性の炎症反応病態を指し，これは敗血症およびその関連病態のエントリー基準であること，敗血症とは感染症によって引き起こされたSIRSであることと定義された[1]．

　臨床現場でわれわれが頻繁に遭遇する"全身性炎症反応"を，客観的基準により簡便にあげることは，原因診断および治療介入を考えるうえでは相応の意義はある．その点，SIRS定義はバイタルサインを中心としたシンプルな基準に基づいており，普遍的に利用しやすい．

　しかし，SIRSは，"疾患名"や，"診断名"ではない．これは，コンセンサスにより定められた1つの"病態定義"である．幅広く炎症病態を拾い上げる目的で，緩い基準設定が用いられているため，あまりに多くの侵襲下患者を拾い上げてしまうことに注意が必要である[2]．

　また，侵襲を受けた患者においては，炎症反応と抗炎症反応が相補的に作用しながら，収束へと向かう[3]．SIRSという用語は，これを用いる人を炎症反応のみに過度に着目させる危険性もある．着目すべきは，過剰な炎症のみではない．

　SIRSは，臨床的な総合判断として，大まかに"感染に伴う何らかの生体侵襲的病態がある"ことを，簡便かつ迅速に評価するためのツールとして用いる．SIRSは，これを診断することを目的とするのではなく，迅速かつおおまかに把握し，"感染症"と，"致死的な急性臓器不全"の存在評価，さらには早期介入につなげるための一指標として用いることが重要である．

【追記】　SIRS から quick SOFA へ

本原稿の投稿後に，新しい敗血症の基準（Sepsis-3）が提唱された[4]．quick sequential organ failure assessment（quick SOFA, qSOFA）は，救急外来など ICU 外において用いる初期診断基準として新たに提唱された概念である．1）呼吸数≧ 22/min，2）意識変容（GCS < 15），3）低血圧：収縮期血圧 < 100 mmHg，のうち 2 項目を満たす場合，陽性と判断される．qSOFA は SIRS（2 項目以上陽性）よりも簡便なうえ，優れた死亡予測指標とされる[5]．少なくとも当面は，qSOFA を用いた敗血症評価が行われることになる．

【文献】

1) Bone RC, et al. Chest. 1992. PMID [1303622]
2) Vincent JL. Crit Care Med. 1997. PMID [9034279]
3) Xiao W, et al. J Exp Med. 2011. PMID [22110166]
4) Singer M, et al. JAMA. 2016. PMID [26903338]
5) Seymour CW, et al. JAMA. 2016. PMID [26903335]

〈志馬伸朗〉

Ⅶ．感染／敗血症

3 感染症診断における総白血球数の使用

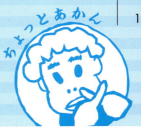

　血中総白血球数は，感染症を疑った場合の指標として古くより用いられてきた．白血球数が上昇していれば感染症の疑いがある，白血球数が正常であれば感染症の疑いは低い…そんな解釈を行ったことはないだろうか？

　白血球は異物に対する免疫反応の1つである炎症性サイトカイン，とりわけ顆粒球コロニー刺激因子の活性化に伴って骨髄で分化増殖が促進され，血中に増加し，感染標的組織に集積する．このため，血中白血球数は体内でのなんらかの炎症病態を反映する古典的な「炎症マーカー」として扱われてきた．血中の白血球数はsystemic inflammatory response syndrome (SIRS) の診断基準に含まれ，白血球数が 12,000/μL 以上もしくは 4,000/μL 以下の場合にはこの項目を満たす．本邦における敗血症診療ガイドライン[1]でも，敗血症診断の補助的指標としてあげられている．

　しかし，一般的な市中感染症を対象として，総白血球数の診断感度，特異度を検討した文献はきわめて少ない．発熱症状を認めた5歳以下の重症細菌感染症患者においては，総白血球数をカットオフを 15,000/μL とすると感度 47%［95% confidence interval (CI) 43-50%］，特異度 76%［95% CI 74-77%］，陽性尤度比 1.93［95% CI 1.75-2.13］，陰性尤度比 0.70［95% CI 0.65-0.75］，好中球数のカットオフを 10,000/μL とした場合には感度 41%［95% CI 38-45%］，特異度 78%［95% CI 76-79%］，陽性尤度比 1.87［95% CI 1.68-2.09］，陰性尤度比 0.75［95% CI 0.71-0.80］と報告されている[2]．その他の敗血症マーカーとして，プロカルシトニンの細菌感染症の診断感度は感度 77%，特異度 79%[3]，プレセプシンについては敗血症の診断感度 87.8%，特異度 81.4%[4] との報告もあり，これらと比較しても総白血球数を感染症診断のマーカーとして単独で使用する意義は乏しいと思われる．

　白血球数の上昇をもたらす病態は感染症以外にも手術侵襲や妊娠，ステロイ

ド投与，アレルギー性疾患など鑑別は非常に多岐にわたるため，上昇があったとしてもそれがまず感染症に由来するものかどうかは慎重に判断すべきである．そして感染症による白血球数の上昇であったとしても，白血球数自体は感染部位や原因微生物を示唆する情報に乏しい．また，感染初期に白血球数が増加し，重症化によって白血球数が減少する過程で血液検査を行った場合には，白血球数が正常範囲内になる時期もあり得る．白血球減少を合併した重症肺炎球菌性肺炎は死亡率が高いことも過去に報告されており[5]，ワンポイントの総白血球数のみで病状を解釈してはならない．

総白血球数は簡便で安価かつ普遍的に利用できる指標であるという利点はあり，限られた医療資源における役割は否定し得ない．一方で，単独で感染症診断に使用するのは危険である．とりわけ救急・ICU 領域では，病歴や身体所見，他の検査結果と併せた上で，診断あるいは病態解釈に利用されるべきである．

【文献】

1) 日本集中治療医学会 SepsisRegistry 委員会．日本集中治療医学会雑誌．2013; 1: 124-73.
2) De S, et al. Postgrad Med J. 2015. PMID [25740320]
3) Wacker C, et al. Lancet Infect Dis. 2013. PMID [23375419]
4) Endo S, et al. J Infect Chemother. 2012. PMID [22692596]
5) Fruchtman SM, et al. Chest. 1983. PMID [6831945]

〈吉田浩輔　志馬伸朗〉

Ⅶ. 感染/敗血症

4 カテーテル敗血症/カテ熱，という診断

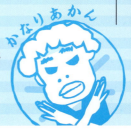

　血管カテーテルの挿入留置に関連して生じる感染症を，血管留置カテーテル関連感染症と称する．関連感染症には，刺入部の局所感染（蜂窩織炎），血栓性静脈炎，血流感染などがある．血液培養検査により血中の菌同定に至り，なおかつこれが感染原因菌であると判断された場合，血管留置カテーテル関連血流感染症 (catheter-related bloodstream infection: CRBSI) と称する[1]．

　CRBSI の多くは，敗血症（急性致死的複合臓器障害を伴う感染症）の定義を満たすものの，すべてではない．したがって，カテーテル敗血症という用語は臨床的観点から適切でない．公的文書である診療報酬算定表の診断名に，依然として敗血症と菌血症の誤用とみられる表記が存在するのは残念である．

　CRBSI の原因菌は，グラム陽性球菌が最頻であり，①コアグラーゼ陰性ブドウ球菌群，②黄色ブドウ球菌群，③腸球菌が多い[2]．なかでも，コアグラーゼ陰性ブドウ球菌は，最頻の定着原因菌であり，また，コアグラーゼ陽性菌に比して病原性が相対的に低いが故に，カテーテル抜去という感染源コントロールのみで軽快する症例が少なくない．

　カテーテル熱（catheter fever）という古典的俗語は，もともと尿道カテーテル留置由来の発熱を指した[3]．抜去により改善する発熱という概念が，コアグラーゼ陰性ブドウ球菌による CRBSI にも拡大され，半世紀にわたって使用され続けてきたと推察する．しかしこの用語は，①血液培養を伴わないカテーテル先端培養のみによる不正確な CRBSI 診断や，②抗菌薬を伴わないカテーテル抜去のみによる不適切な血流感染治療に結びつく危険性がある．

　カテーテル熱は前世紀の用語である．CRBSI を適切に診断治療するためには，血管留置カテーテル関連血流感染症（CRBSI）という用語を用い，血液

培養，カテーテル抜去，抗菌治療を適切に行いたい．なお，院内感染サーベイランスの見地からは，中心静脈カテーテル関連血流感染症（central line-associated bloodstream infection: CLABSI）という用語も使われる．

【文献】
1) Raad I, et al. Lancet Infect Dis. 2007. PMID［17897607］
2) Wisplinghoff H, et al. Clin Infect Dis. 2004. PMID［15306996］
3) Hammond LJ. Ann Surg. 1909. PMID［17862298］

〈志馬伸朗〉

Ⅶ. 感染／敗血症

5　抜去記念培養

　中心静脈カテーテルを抜去する際に，「せっかくだから」とカテーテル先端を培養に提出していないだろうか．カテーテル先端の培養はカテーテル関連血流感染症（CRBSI）を疑って施行される検査である．検査の精度を上げるためには事前確率を上げることが必要であり，臨床的に血流感染症を疑っていないときに検査に提出すると，コンタミネーションによる偽陽性により診療を混乱させることに繋がる．米国感染症学会（IDSA）によるCRBSIのガイドラインでも，カテーテル培養の項目には，「カテーテル培養はカテーテル関連血流感染症を疑ってカテーテルを抜去した際に行う．カテーテル培養はルーチンに行うべきでない（A–Ⅱ）」と記載されている．

　CRBSIはカテーテルに関連した「血流」の感染症なので，これを疑ったときには血液培養により診断することが基本である．同時に，カテーテルの先端培養を行い，血流感染症の原因にカテーテルが関連しているか否かを考える．CRBSIの診断は「少なくとも1セットの皮膚から採取した血液培養とカテーテル先端培養から同じ微生物が検出されること」もしくは「2つの血液培養検体（1つは中心静脈カテーテルのハブからの逆血および末梢血管からの血液採取）で2時間以上前に中心静脈カテーテルから採取した血液培養が陽性となる」により行われる．

　血流感染症の原因にカテーテルが関連しているか否かの所見として，刺入部の炎症所見や膿の流出があげられるが，これらの所見は特異度は高いものの感度は低いことに注意すべきである．現実的には，カテーテルが留置されている患者で，菌血症を疑う状況があれば，血液培養に加えてカテーテル先端培養を提出することが臨床実践として受け入れられる．

〈濱中訓生　志馬伸朗〉

COLUMN ⑤

ルートの必要性の評価や日々の観察を怠る

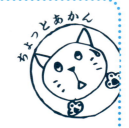

　末梢静脈ルートの確保は日常的に行われる．そのルートは本当に必要だろうか？　挿入後は身体診察の一環として毎日観察をしているだろうか？

　米国では"never event＝決して起こってはいけないこと"に，カテーテル関連血流感染症（catheter related blood stream infection：CR-BSI），カテーテル関連尿路感染症（catheter related urinary tract infection：CR-UTI），心臓バイパス術後の縦隔炎があげられており，これらが発生した場合，保険機関などからの支払いはなく病院の持ち出しとなってしまう．日本でもそうなる日が来ないとは限らない．

　CR-BSIは，サーベイランス定義などではcentral line associated blood stream infection：CLA-BSI（central-line＝中心静脈ライン関連血流感染症），peripheral line associated blood stream infection：PLA-BSI（peripheral-line＝末梢静脈ライン関連血流感染症）ともよばれる．

　CLA-BSIが注目されることが多いが，末梢静脈ラインや動脈ラインでも頻度は低いものの感染を起こす可能性がある．アミノ酸製剤を末梢静脈ラインから投与していたら，血液培養から *Bacillus cereus* が生えた，などの話はよく耳にする．*Bacillus cereus* は，2006年に国内でのアウトブレイク事例も報告された．また，グラム陰性桿菌によるCR-BSIは急速に症状が進行し死に至ってしまう危険性を有する．

　CR-BSIは，診断にも苦慮し，重症化の可能性もある．『自分が指示/挿入したカテーテル類が原因で感染症を生じさせてはならない』と肝に銘じて，日々観察を怠らず，『カテーテルは今日こそ抜くことはできないか？』と日々必要性や抜去するタイミングを考慮していくことが重要である．

【文献】
1) Maki DG, et al. Mayo Clin Proc. 2006. PMID [16970212]
2) 青木　眞．レジデントのための感染症診療マニュアル．第3版．東京：医学書院；2015.
3) 麻生恭代，他．環境感染誌．2012；27：81-90.

〈宮﨑勇輔　小尾口邦彦〉

Ⅶ. 感染／敗血症

6 血液培養1セット

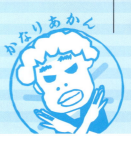

　血液培養を採取する際に，1セット（1回の穿刺で採取する血液，2つ以上のボトルに分注した場合も1セットとしてカウントする）のみ採取されているという光景が以前はよくみられた．結論から先に述べれば，血液培養は2セット以上を採取することが必要である．それには下記の2つの理由がある．

①菌血症の検出頻度を上げる．
②菌が検出された場合に，それが汚染菌（コンタミネーション）かどうかを判断する．

　Leeらの報告[1]によれば，24時間以内に4セット以上の血液培養が採取された351の単一菌血症エピソードのうち，初回の血液培養の陽性率は1セットで73.2%，2セットでは93.9%，3セットで96.9%，4セットで99.7%であり，採取セット数が多いほど検出率が高くなっていた．そのため，原因菌の検出感度を上げるため，最低でも2セット（感染性心内膜症を疑った場合などは，必要に応じてそれ以上）の血液培養を提出することが必須である．
　次に，血液培養から菌が検出された場合，それが真の原因菌なのかもしくは単に汚染菌（コンタミネーション）を検出しただけなのかを判断しなければならない．例えば汚染菌の代表として coagulase negative Staphylococci (CNS) があげられるが，CNSはカテーテル血流感染や人工弁術後の感染性心内膜炎の原因菌でもある．真の菌血症の場合には，培養が陽性化するまで1〜2日で2セット以上のボトルから菌が検出されることが多い[2]（真菌を除く）．言い換えれば，複数セット培養を採取したのに1セットのみ陽性，それも検出されるまでに4〜5日かかるようなものはコンタミネーションとみなしてよいと考えられる．このように血液培養を複数セット提出することで，真の菌血症の検出率をあげ，偽陽性となった汚染菌を判別することが可能となる．

表1 血液から分離された菌における汚染菌の頻度

菌名	汚染菌の頻度
Propionibacterium spp.	99.0 〜 100.0%
Bacillus spp.	91.7 〜 94.7%
Corynebacterium spp.	79.0 〜 96.2%
Coagulase-negative Staphylococci	58.0 〜 94.0%
Clostridium perfringens	50.0 〜 76.9%
viridans Streptococci	23.8 〜 49.3%
Clostridium spp.	20.0 〜 33.0%
Enterococcus spp.	1.8 〜 16.1%
Staphylococcus aureus	1.7 〜 25.0%
Group B Streptococci	0 〜 20.0%
Lactobacillus spp.	0 〜 18.2%
Enterobacter spp.	0 〜 15.0%
Candida spp.	0 〜 11.8%
Hemophilus influenzae	0 〜 7.1%
Serratia marcescens	0 〜 7.0%
Acinetobacter spp.	0 〜 6.7%
Group A Streptococci	0 〜 5.0%
Escherichia coli	0 〜 2.0%
Pseudomonas aeruginosa	0 〜 1.8%
Bacteroides spp.	0%
Stenotrophomonas maltophilia	0%
Proteus spp.	0%
Klebsiella spp.	0%
Listeria monocytogenes	0%
Streptococcus pneumoniae	0%

（Clin Infect Dis. 1997; 24: 584-602, Rev Infect Dis. 1991; 13: 34-46, Rev Infect Dis. 1988; 203-10, Rev Infect Dis. 1983; 35-53）
「院内感染対策サーベイランス（JANIS）」公開情報　検査部門 http://www.mhlw.go.jp/shingi/2008/03/dl/s0312-11g.pdf

　また，黄色ブドウ球菌（*Staphylococcus aureus*）やグラム陰性桿菌（腸内細菌や緑膿菌，アシネトバクター属など），カンジダ属については，血液培養から検出された場合に安易にコンタミネーションと判断してはならない．これらは汚染菌として検出する割合は低く，1セットのみでの陽性であったとしても真の菌血症の原因菌として治療を考慮する必要がある．

2014年4月より本邦では血液培養2セットが保険適用の医療として正式に承認されている．重症感染症，菌血症を疑った場合に適切な複数セットの培養を採取することは，現代医療における標準的な検査であるといってよいだろう．

【文献】
1) Lee A, et al. J Clin Microbiol. 2007. PMID［17881544］
2) 青木　眞．レジデントのための感染症診療マニュアル．第3版．東京：医学書院；2015．

〈吉田浩輔　志馬伸朗〉

Ⅶ. 感染／敗血症

7 3日以上入院中患者での便培養検査

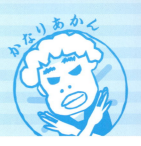

下痢患者に対する便培養検査の適応は，腸管病原性のある微生物の原因菌としての同定である（表1）．一般的に *Clostridium difficile* を除く細菌性腸炎は市中発生するものであり，院内のアウトブレイクを除いて院内患者での発生はまれである．院内下痢患者のうち，入院3日以降で細菌性腸炎が同定されるのは0.5％未満である[1-3]．

一方で，便検体の培養と同定には，多大なる手間とコストがかかる．したがって，入院中患者での便培養検査は，検査前確率の高い対象患者においてのみ行われるべき検査である．これらの観点から，3日以上入院中患者での便培養検査は拒絶するといういわゆる"3日ルール"が提唱された[4]．

しかし，あまりに厳密にこのルールを適用すると，本来検査すべき患者が必要な検査を受けられなくなる危険性を伴う．2001年Bauerらは，入院後3日に加えて，表2に示すような細菌性腸炎の危険因子を取り入れた修正3日ルールを提唱した[1]．本ルールにより検出感度を下げることなく，総便検体数を半減化でき，関連コストを下げることが可能であった．

この修正ルールは，その後の追試において，特に成人患者で有効で，40％

表1 便培養での同定を要する主な感染性腸炎病原菌

Clostridium difficile
サルモネラ属
赤痢菌
カンピロバクター属
腸炎ビブリオ
腸管出血性大腸菌

表2　修正3日ルール（便培養を採取すべき状況）

市中発症の下痢（入院≦72時間の発症）
院内発症の下痢（入院＞72時間の発症で，以下のうちいずれかを有するもの）
　　年齢＞65歳かつ併存基礎疾患*を有するもの
　　HIV感染症
　　好中球減少症
　　院内感染アウトブレイクが示唆されるとき

下痢がなくとも腸管感染症が疑われるとき

繰り返し検査は最大2回までとする

*肝硬変，末期腎不全，COPD，炎症性腸疾患活動期，白血病，脳梗塞後片麻痺，免疫抑制薬またはステロイドの使用（プレドニゾロン換算≧20mg/day）など

の検体拒絶と関連コスト減少に繋がることも確認されている[3]．一方で，修正ルールによって広がった適応により拒絶率は低下する一方で，見逃し率はさほど改善しないとの報告もある[4]．特に，65歳以上の慢性疾患併存患者は，特に日本の入院診療現場では相当数を占めることが予測されるため，修正ルールによる絞り込み効果が薄くなる可能性もある．

　臨床医が入院中の下痢患者をみたときに，*Clostridium difficile* を除く細菌性腸炎の可能性（可能であれば具体的な菌名）と，個々の患者における細菌性腸炎リスクを正確に評価し，検査前確率を高めることが重要である．問診を重要視し，修正3日ルールを念頭においた適切な便培養検査を行う必要性を改めて強調しておきたい．

【文献】

1) Bauer TM, et al. JAMA. 2001. PMID [11176841]
2) Seyler L, et al. J Hosp Infect. 2007. PMID [17900758]
3) Le Guern R, et al. Diagn Microbiol Infect Dis. 2013. PMID [23867328]
4) Versalovic J. American society for microbiology. Manual of clinical microbiology, 10th ed. Washington, DC: ASM Press; 2011.

〈志馬伸朗〉

8 術後2日目の高CRP値で抗菌薬を変更する

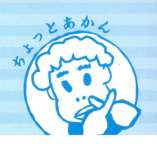

　高度侵襲手術後に高CRP値を呈した患者に，術後感染を疑い広域スペクトラムの抗菌薬を始める経験のある先生がいるかもしれない．しかし，CRPの値はその生理を十分理解した上で使用しなくてはいけない．

　手術・外傷・感染や拒絶反応などの刺激によりサイトカインなどのケミカルメディエーターが1時間程度で上昇する．これらの刺激によって，プロカルシトニンは5時間程度で上昇し，肝臓におけるCRP産生は6〜8時間後程度から始まる．CRPは刺激に曝露されて約36〜48時間程度でピークに到達する．CRPは肝臓で代謝され，その半減期は約20時間である[1]．重症患者を対象とした観察研究では，CRPは感染患者で有意に高かった．しかし非感染患者においても高CRP値を呈する患者が存在し，感染の有無をCRPだけで判断するのは困難である[2]．

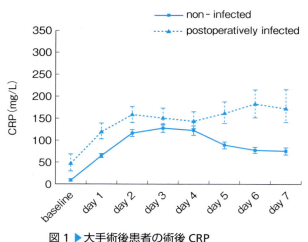

図1 ▶ 大手術後患者の術後CRP
(Santonocito C, et al. Anesth Analg. 2014)[3]

Santonocitoらは，151名の大手術後患者の術後CRPを観察した．感染を生じなかった患者でも術後CRPは上昇し，術後4日目以降に減少に転じている（図1）．しかし，術後1週間後でも正常値には戻りきらない．一方，術後感染症を併発した患者では，CRPは減少に転じることなく高値が継続している[3]．術後2日目の時点で，CRPをもとに感染の有無を推測したり，抗菌薬の変更を考慮するのは困難である．バイタルサインの変化に，創部の発赤，呼吸器症状，尿の混濁などの局所感染徴候をあわせて，術後感染症を評価することが肝要である．

【文献】

1) Lelubre C, et al. Biomed Res Int. 2013. PMID [24286072]
2) Ugarte H, et al. Crit Care Med. 1999. PMID [10199528]
3) Santonocito C, et al. Anesth Analg. 2014. PMID [24878684]

〈江木盛時〉

VII. 感染 / 敗血症

9 β-D グルカン高値に対する抗真菌薬投与

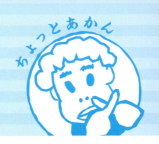

β-D グルカンの測定値が高値であったとき，まず考えるべきは『そもそもなぜこの患者に β-D グルカンを測定したのか？』である．

β-D グルカンの正式名称は，(1→3)-β-D グルカンである．真菌の細胞壁の共通成分の1つであるが，キノコや海藻類にも含まれており真菌細胞に特異的なものではないため，β-D グルカン高値を真菌感染と読み替えるのは直感的にもきわめてナンセンスであることがわかる．実際の臨床の現場では，ガーゼ・アルブミン製剤・凝固因子など製造過程でのフィルターといったものにも β-D グルカンが含まれていることがあり偽陽性に注意が必要である[1]．逆に，透析膜によって上昇すると強調されやすいが，現在セルロース系膜はほぼ使用されておらず，現在汎用されている高分子膜によって β-D グルカンは上昇しない．

では，β-D グルカン測定の意義はどこにあるだろうか．

2014年版深在性真菌症ガイドラインには，経験的抗真菌薬投与の開始基準を決める検査項目の1つに β-D グルカンが含まれている．深在性真菌症の確定診断は特殊な場合を除いて血液培養，膿瘍穿刺培養でなされるが，一方で病状は急激に進行していくため培養結果を待てない場合も少なくない．臨床的に深在性真菌症を疑い抗真菌薬の経験的投与の適応判断を行う際に β-D グルカンの測定値がどの程度寄与するかについては，明確な知見がない．β-D グルカンの感度・特異度として80％台後半から90％台と高い報告が存在するが，これらの研究対象患者のほとんどは，好中球減少患者・血液疾患患者であることにも注意が必要である．真菌感染症の診断で重要なのは β-D グルカンの値のみではなく，いかに真菌感染症らしさを拾いあげ培養結果でそれを証明するか（真菌感染 work up）である．真菌感染 work up とは具体的には，深在性真

■ 表1 ■ 真菌感染ハイリスク患者

- バリアの破綻
  - CVカテーテル留置中
  - 熱傷
  - 消化管術後，消化管穿孔後
- 免疫不全者
  - 血液悪性疾患
  - 移植後
  - ステロイド，免疫抑制薬，化学療法
  - 高齢者
- 重症患者（ICU入室患者）
  - TPN管理中
  - 広域抗菌薬投与患者
  - 腎障害/透析患者

CV: central venous（中心静脈）
TPN: total parenteral nutrition（完全静脈栄養）

■ 表2 ■ 真菌感染症の発症を疑う状況

抗菌薬に反応しない
他に菌血症のフォーカスがはっきりしない
感染性心内膜炎，骨髄炎，関節炎などの合併症が判明
カテーテル感染を示唆する局所所見
その他原因不明の全身状態，バイタルサインの悪化

菌症のハイリスク患者か否か（表1），発症を疑う臨床状況の有無（表2）を評価することである[2]．

続いて重要になってくるのは，「『どの真菌が』，『どの臓器に』感染しているか」である．感染症診療の原則である，"菌種と感染臓器"を中心に考えることを怠ってはならない（図1）．

とはいうものの，非好中球減少患者の真菌感染の大半がカンジダ感染であり，まず押さえておくべきはカンジダである．確かに疫学の話をすると，近年は有効な抗真菌薬の開発が進んだ影響もあり，剖検例から得られた統計においてはアスペルギルスがカンジダよりも多く検出されている（図2参照）．た

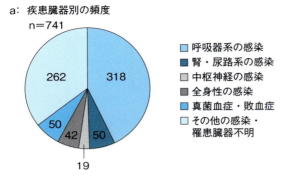

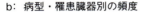

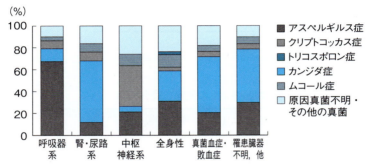

図1 ▶ 真菌症の疾患臓器別の頻度，病型・罹患臓器別の頻度

だ，その背景には多くのカンジダ治癒成功例がある．つまり，この統計が示唆することはカンジダ感染については適切な診断にて治療可能であり，一部の重症例を除いて「治せる病気」でなくてはならないということである．もし，本文を読まれた方でカンジダ治療が整然と頭に整理されていない方がいれば危機感を感じてほしい．本書「コラム 6」(171 頁) を足掛かりに教科書，ガイドラインを参照し，一度自分なりにカンジダ治療についてまとめることをお勧めする．「コラム 6」でも強調しているが，カビ感染はしっぽをつかみにくく，なんかよくならないとのらりくらりとしているうちに抗真菌薬開始のタイミングを逃すと手遅れ，ということが少なくない．カンジダ診療は所属科問わず必須知識となりつつあり，"真菌ってよくわからないんだよね"ではすまされない時代であることを理解していただきたい．くどいようであるがここでも重要なのは β-D グルカンの数値ではなく，患者の全身状態と真菌感染 work up に

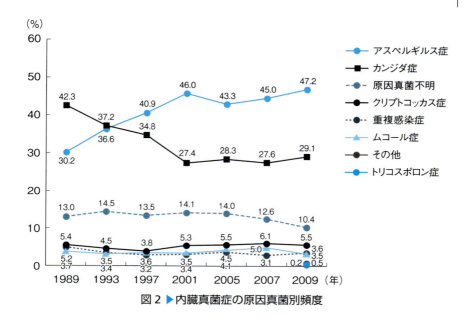

図2 ▶ 内臓真菌症の原因真菌別頻度

引っかかってくるかである．

　好中球減少患者の場合はカンジダに加えて，アスペルギルス，クリプトコッカス，ムコール，ニューモシスチスと考えるべき菌種は増える．また統計でも示されているように救命できない症例も多いのが現状である．好中球減少患者の発熱，あるいは何らかの感染が疑われる場合は速やかに専門医（血液内科，呼吸器内科，感染症科）にコンサルトし，決して1人で抱え込んではいけない．参考までにβ-Dグルカンについてはガイドライン上，「ムコール症，クリプトコックス症などを除く多くの真菌症で上昇する．原因真菌の鑑別は不能」と記載されている．やはりここでもβ-Dグルカンの位置付けはあくまで補助的なものである．ニューモシスチス肺炎の治療効果判定に有用との報告もあったが近年否定的な意見も多い[3-8]．

　真菌感染症の診療を考えたとき，β-Dグルカンの測定よりも重要なことが他にたくさんあることがおわかりいただけただろうか．参考までに筆者がβ-Dグルカン測定を考慮している3つの状況を示すのでご参考いただきたい．

①抗菌薬治療に反応を示していない状況で，ハイリスク患者かつ発症を疑う臨床状況を満たしており，全身状態が不安定な場合
②血液内科患者（好中球減少患者）の原因不明の発熱時
③ニューモシスチス肺炎の治療効果判定

【文献】

1) Yoshida K, et al. Nippon Ishinkai Gakkai Zasshi. 2006. PMID [16940946]
2) 深在性真菌症のガイドライン作成委員会，編．深在性真菌症の診断・治療ガイドライン 2014．東京：協和企画；2014．
3) Watanabe, T et al. Clin Infect Dis. 2009. PMID [19725788]
4) Odabasi Z, et al. Clin Infect Dis. 2004. PMID [15307029]
5) Obayashi T, et al. Clin Infect Dis. 2008. PMID [18462174]
6) Ostrosky-Zeichner L, et al. Clin Infect Dis. 2005. PMID [16080087]
7) Senn L, et al. Clin Infect Dis. 2008. PMID [18260755]
8) Koga M, et al. Intern Med. 2011. PMID [21720059]

〈青山紘希　小尾口邦彦〉

COLUMN ❻

カンジダ治療のピットフォール

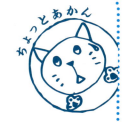

- 血液培養1セットからカンジダが生えた場合コンタミと考えて放置する.
- カンジダの治療を亜種を考えずに行う.

　ICU入室患者におけるカンジダ血症の致死率は依然として50％前後と高いのが現状であり，より適切な診断と治療戦略をもたなくてはならない．本邦においても2014年版のガイドラインでは，疾患別，領域別の治療戦略について，文献的考察に加えてフローチャートが作成された[2]．インターネットにて無料で閲覧できるようになっており (http://www.mycoses.jp/guideline/)，集中治療に関わる医療関係者は是非一読し，いつでも参照できる形で手元においておくべきである．

　カンジダ血症の治療戦略について特徴を1つ上げるとしたら時間感覚である．疑ったらすぐに血液培養を採取したうえで治療開始すべきである．血液培養陽性時に治療を開始しなかった例は有意に早期死亡率（8日以内）が高いと報告されている．$β$-Dグルカンはその一助になる程度であるが（Ⅶ-9, 166頁参照），判断材料として知っておくべき検査である．病理解剖結果と照らし合わせた血液培養陽感度については60％台から80％台と報告されている．また，抗真菌薬で加療が開始されている患者，好中球減少患者ではさらに陽性率が低くなるという報告がある．このように，血液培養から1セットでも陽性が出た場合それをコンタミと考えて放置することは言語道断であり，「血液からカビが生えることは大変なことである」という感覚をもちたい．そして感染症診療の原則である，抗菌薬の前に必ず培養を取ることを決して怠ってはいけないことも強調したい．

　一方で，喀痰からカンジダが検出されたときに抗真菌薬が投与されるケースをみるときがある．カンジダは口腔内常在菌の1つであり，それ

が落下して喀痰に混じったケースが大半であり，「治療してはならない」のが原則である．抗真菌薬はいずれも効果発揮に時間がかかり，副作用は決して少なくない．どこからカビが検出されたかを強く意識する必要がある．

抗真菌薬の選択についての考え方は抗菌薬と基本的には同じであり，重症例に対しては経験的な選択がなされる．しかしながら，表1のようにすべてのカンジダ属をカバーする抗真菌薬は存在しない．選択薬については，臨床判断や地域や病院におけるローカルファクターも影響するため一概にはいえないが，筆者の施設での選択薬を示す（表2）．非好中球減少患者の第1選択はフルコナゾールを用いているが，重症化のサインやアゾール系への曝露歴などが判明した際はミカファンギンへの変更を検討し

表1 カンジダ属に対する抗真菌薬の一般的感受性

一般名	フルコナゾール	ボリコナゾール	ミカファンギン	アムホテリシンB
商品名	ジフルカン プロジフ	ブイフェンド	ファンガード	ファンギゾン アムビゾーム
C. albicans　（56%）	S	S	S	S
C. glabrata　（19%）	S	S	S	S
C. parapsilosis（12%）	S	S	S to Ra	S
C. tropicalis　（9%）	S-DD to R	S-DD to R	S	S to I
C. krusei　（3%）	R	S	S	S to I
C. lusitaniae	S	S	S	S to R

S: 感受性　I: 中間　R: 耐性　S-DD: 濃度依存的感受性
Ra: C. parapsilosis 単独における キャンディン系の耐性は非典型的
(Pappas PG, et al. Clin Infect Dis. 2009; 45: 503-35)[4]

表2 当施設における抗真菌薬の選択

カンジダ血症患者	第1選択	第2選択
非好中球減少患者	フルコナゾール	ミカファンギン
好中球減少患者	ミカファンギン	アムホテリシンB

ている．また，好中球減少患者あるいは敗血症性ショックが疑われる患者へはミカファンギンを第1選択としているが，腎機能が許せばリポソーマルアムホテリシンBも考慮するといった方針で実臨床を行っている．一方で，ボリコナゾールはアスペルギルスの亜種を含めてすべてに感受性をもつ唯一の薬であるため，よほどのことがない限り使用は控えるべきと考える．

【文献】

1) Lortholary O, et al. Intensive Care Med. 2014. PMID [25097069]
2) 深在性真菌症のガイドライン作成委員会，編．深在性真菌症の診断・治療ガイドライン 2014．東京：協和企画；2014．
3) Rex JH, et al. N Engl J Med. 1994. PMID [7935701]
4) Pappas PG, et al. Clin Infect Dis. 2009. PMID [19191635]

〈青山紘希　小尾口邦彦〉

VII. 感染／敗血症

10 第3世代経口セフェム抗菌薬の投与

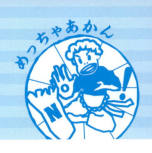

　救急現場では，第3世代セフェム系経口抗菌薬が風邪症状や皮膚創傷，膀胱炎症状などに対して安易に処方されている事例をみかける．しかし，この抗菌薬の使用方法には問題がある．

　まず第1に，スペクトラムの問題である．セフェム系抗菌薬は一般的には第1世代でグラム陽性菌に対する抗菌作用が強く，世代が進むにつれてグラム陰性桿菌への抗菌力が強くグラム陽性菌への抗菌力が弱くなっていく[1]（ただし，同世代間でもスペクトラムがまったく異なるセフェム系抗菌薬が存在するため，一概にはいえない）．例えば皮膚創傷で感染が存在する場合には，ブドウ球菌や連鎖球菌などのグラム陽性球菌が標的となる．頻度の高い動物咬傷などであっても推奨されているのはアンピシリン/クラブラン酸の内服加療であり[1]，これらの治療においてグラム陰性菌に対して抗菌力の強い第3世代セフェム系抗菌薬を選択する意義は乏しい．

　第2に，第3世代セフェム系経口抗菌薬はバイオアベイラビリティ（生物学的利用度＝経口投与における体内吸収利用率）が非常に低い．セフジニル（セフゾン®）では25％，セフポドキシム（バナン®）で50％，セフジトレン（メイアクト®）で14％，セフカペン（フロモックス®）などは不明となっている[2]．一方，第1世代セフェムであるセファレキシン（ケフレックス®）のバイオアベイラビリティは99％[3] とされる．

　第3に投与量の問題である．第3世代セフェム系注射抗菌薬であるセフォタキシムやセフトリアキソンの1回投与量は，成人で1〜2gである．しかし，第3世代セフェム系経口抗菌薬の保険適応量は，多くが100mgを1日3回内服，難治性であれば1回量150mgを1日3回内服にすぎない．

まとめると，第3世代セフェム系経口抗菌薬の投与は，不必要に広いスペクトラムでほとんど吸収されない薬を治療に必要な量よりも少なく内服していることになる．ちなみに，最も頻繁に *Clostridium difficile* 腸炎の発症原因となりうる抗菌薬として，第3世代セフェム系抗菌薬があげられており[4]，内服に伴う発症リスクも忘れてはならない．少なくとも救急集中治療の現場で第3世代セフェム系経口抗菌薬が必要とされる場面は見出しがたい．

【文献】

1) Gilbert DN, et al. サンフォード感染症治療ガイド 2014. 東京: ライフサイエンス出版.
2) 経口三世代セフェムへの決別（フロモックス，メイアクト，トミロン，バナン，セフゾンなど），もちろん経口カルバペネムも: http://georgebest1969.typepad.jp/blog/2012/09/
3) 大野博司. 日老医誌. 2011; 48: 451-6.
4) 青木　眞. レジデントのための感染症診療マニュアル. 第3版. 東京: 医学書院; 2015.

〈吉田浩輔　志馬伸朗〉

11 化膿性脊椎炎を疑う患者に抗菌薬を安易に投与する

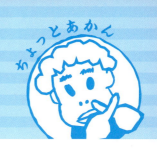

　細菌感染症に対して抗菌薬を投与せず経過観察したことはあるだろうか？
　例えば，発症早期で軽症の中耳炎や副鼻腔炎は自然軽快が期待できるため，対症療法のみとすることがある．一方，重症細菌感染症には抗菌薬を"経験的に"投与する．重症細菌感染症では「適切な抗菌薬をいかに早い時期に投与するか」が予後を左右するからだ．治療の遅れを避けることが重要であり，各種培養検査を提出した後，原因微生物が判明する前に抗菌薬治療を開始するのが一般的（経験的治療：empiric therapy）である．

　化膿性脊椎炎の原因微生物は黄色ブドウ球菌が50％以上を占める．他には緑膿菌などのグラム陰性桿菌，嫌気性菌，結核菌，カンジダなどがある．治療期間は6〜8週間が目安されているものの12週間の治療が必要だった症例も報告されている．経験的治療を行うとすれば黄色ブドウ球菌とグラム陰性桿菌をカバーするためバンコマイシンにシプロフロキサシンや第4世代セフェムを加える．症例によっては，嫌気性菌に対するメトロニダゾールやクリンダマイシン，抗結核薬，抗真菌薬も考慮される．ただし，これだけの薬剤を6週間以上投与し続けることは現実的ではない．したがって，より正確な"標的治療"を，可及的狭域/単剤で行うことが望ましい．

　このため，全身状態が許すのであれば，化膿性脊椎炎では原因微生物が同定できるまで抗菌薬投与を待つことが奨められる[1]．原因微生物の同定を優先し，適切な標的治療を行うことが重要だからである．化膿性脊椎炎での血液培養陽性率は50％程度とされており，血液培養が陰性の場合は生検も必要である．病変部位に応じてCTガイド下もしくは直視下生検を選択する．

　ただし，敗血症性ショックを併発しているなど全身状態が不良であれば培養結果を待つことなく経験的治療を開始する．なお，経験的治療の効果が不十分

であれば最後の抗菌薬投与から48時間以上空けて培養検査を再検する．抗菌薬中止から再検査まで1〜2週間空けた方が感度はよくなるが実際には難しいことも多い．

【文献】
1) Zimmerli W. N Engl J Med. 2010. PMID［20237348］

〈浜崎幹久　小尾口邦彦〉

12 腎機能低下症例に対する初回抗菌薬の減量

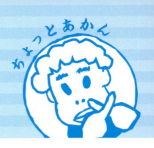

　腎不全患者に抗菌薬を投与するとき，サンフォード感染症治療ガイドが参照されることが多い．例えば，タゾバクタム/ピペラシリン（ゾシン®）では表1の通りの記載となる．

　しかし，この表1は継続使用時の用量調整の情報しか提供していない．クレアチニンクリアランスが15の患者にタゾバクタム/ピペラシリンを投与する際の初回投与量は，如何にすればよいだろうか．

　抗菌薬の投与量を考えるとき，穴の空いたバケツを思い浮かべる．このバケツを水でいっぱいにするにはまずは蛇口を全開にして急速に水を入れる．しかし穴から漏れてしまうので，いっぱいになった後は速度を落として水を入れ続ける．穴が大きければそれなりの速度で入れなければならないであろうし，穴が小さければ速度を相当落とす．抗菌薬投与もこれと同じイメージである．

　投与された薬物はあらゆる組織に分布する．薬物が血中濃度と同じ濃度で均一に組織に分布すると仮定した場合，薬物がどれだけの体積に分散したかを表

表1　タゾバクタム/ピペラシリン/腎障害時の用量調整

腎機能正常	3.375〜4.5g　6〜8時間ごと
50 < CrCl < 90	3.375〜4.5g　6〜8時間ごと
20 < CrCl < 50	2.25g　6時間ごと
CrCl < 20	2.25g　8時間ごと
血液透析	2.25g　8時間ごと　＋　0.75g　透析後
CAPD	4.5g　12時間ごと
CRRT	2.25g　6時間ごと

CrCl: creatinine clearance（クレアチニンクリアランス）
CAPD: continuous ambulatory peritoneal dialysis（持続式携行式腹膜透析）
CRRT: continuous renal replacement therapy（持続式血液濾過透析）
　　　（Gilbert DN, et al. 日本語版サンフォード感染症治療ガイド 2014. 東京：ライフサイエンス出版；2014 を抜粋）

す見かけの容積が分布容積である．上記の例えではバケツの大きさに相当する．

　　　　薬物量（mg）＝分布容積（L）×血中濃度（mg/L）

　一方，バケツの穴に相当するのがクリアランスという概念である．薬物の代謝・排泄能の指標であり，薬物を含んだ血液（体液）を，単位時間当たりに除去する容量として表わされる．多くの薬剤は腎排泄なのでクレアチニンクリアランスを用いる．

　　　代謝・排泄量（mg/h）＝血中濃度（mg/L）×クリアランス（L/h）

　抗菌薬を投与する前の人体は空っぽのバケツであり，初期はクリアランス（腎機能）に関係なく通常量を基本とし増量も考慮する．用法用量の最大量投与を考慮して良い[1]．前述のタゾバクタム/ピペラシリンであれば，4.5gを初回使用するのが妥当であろう．重症感染症患者においては炎症性サイトカインなどの影響で血管透過性が亢進し，間質への水分移動が起こるため，分布容積が増加している（バケツが大きくなっている）ためである．バケツがいっぱいになった後は腎機能をみながら定期投与量を調整する．

【文献】
1) Ulldemoling M, et al. Chest. 2011. PMID [21540219]

〈浜崎幹久　小尾口邦彦〉

VII.感染/敗血症

13 敗血症に対するステロイドパルス療法

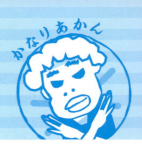

　健常者の血中コルチゾール値は5〜24μg/dLであり，日内変動によりその値は変化する．外傷・感染により生じた生体ストレスは，視床下部−下垂体−副腎経路〔HPA (hypothalamic-pituitary-adrenal) axis〕を活性化させ，副腎のコルチゾール分泌を亢進させる．この際，血中コルチゾール値は40〜50μg/dLになる．重症敗血症患者では，侵襲の程度に応じたコルチゾール分泌が行えない"相対的副腎不全"が生じることが知られている．この相対的副腎不全の状態では，輸液負荷や血管収縮薬などの敗血症性ショックに対する一般的な治療に反応せず，ショックが遷延する場合がある．敗血症性ショックに対するステロイド投与の目的は，相対的副腎不全が存在する敗血症患者にコルチゾールを補充することで，速やかにショックから離脱させることにある．このステロイド療法により敗血症患者の死亡率を改善できるか否かについては過去30年以上前から多くの研究が行われてきた．

　Annaneらは，血管収縮薬や輸液に反応しない敗血症性ショックの患者300名（19施設）を対象に対し，6時間毎のヒドロコルチゾン（50mg）の静脈投与と24時間毎のフルドロコルチゾン（50μg）の胃内投与を7日間行い，プラセボ療法と比較するランダム化比較試験（randomized control trial: RCT）を行った．この低用量ステロイド療法は，ショックの期間を有意に短縮させ（p = 0.01），患者死亡率を有意に低下させた（55% vs 61%，p = 0.03）[1]．

　CORTICUS studyは，十分な輸液に反応しない敗血症性ショックの患者500名（52施設）を対象に，6時間毎のヒドロコルチゾン（50mg）の静脈投与を5日間行い，6日間かけて漸減していく低用量ステロイド療法と，プラセボ療法と比較するRCTである[2]．本研究では，低用量ステロイド療法は，プラセボと比較してショックの期間を有意に短縮させた（p < 0.001）．このショックからの早期回復は，低用量ステロイド療法が患者予後を改善させるメカニズ

ムと考えられてきたが，CORTICUS study では，有意な死亡率軽減効果が証明できなかった．

　CORTICUS study では，低用量ステロイド療法は，重複感染の発生率を有意に増加させ（オッズ比 1.37），高血糖と高 Na 血症の発生率も有意に増加させた[2]．これらの有害事象の増加が，低用量ステロイド療法の予後改善効果を相殺した可能性がある．2009 年 3 月までに報告された研究をメタ解析した結果，低用量ステロイド療法は敗血症患者のショックからの離脱成功率を高め，死亡率を有意に減少させることが報告されている（リスク比 0.84，$p = 0.02$）．しかし，CORTICUS study の結果を考慮すると，低用量ステロイド療法は，すべての敗血症患者に適応する治療法ではなく，輸液療法，血管収縮薬の使用，低心拍出症例に対するカテコラミン投与などいかなる昇圧療法を試みても回復しえない重篤なショックに限り，その使用を考慮するのが妥当である．

　本稿の主題であるステロイドパルス療法に関しては，1980 年前後を中心に敗血症患者に与える影響を検討する RCT が 7 つ行われた．1976 年に行われた初期の 1 施設 RCT では，ステロイドパルス療法を使用することで，有意に死亡率が低下することが報告された．しかし，以後の研究では，いずれもステロイドパルス療法の有効性を証明することはできなかった．また，最も大規模な RCT である Bone らの研究では，有意ではないが死亡リスク比 1.35 と死亡率が上昇する傾向が報告された[3]．これらの 7 つの研究の結果をメタ解析した場合，ステロイドパルス療法は敗血症患者の死亡率に有意な有効性はなかった（リスク比 0.94，$p = 0.73$）[4]．以上より，敗血症患者に対するステロイドパルス療法を含めたステロイド大量療法は無効であり，推奨できない．

【文献】

1) Annane D, et al. JAMA. 2002. PMID [12186604]
2) Sprung CL, et al. N Engl J Med. 2008. PMID [18184957]
3) Bone RC, et al. N Engl J Med. 1987. PMID [3306374]
4) Annane D, et al. JAMA. 2009. PMID [19509383]

〈江木盛時〉

Ⅷ. 体液・電解質

1 生理食塩水の大量輸液

　循環血液量不足に対する輸液の選択において本邦では多くの施設でリンゲル液を使用するが，欧米においては循環血液量不足に対する輸液療法において近年まで生理食塩水を使用することが多かった．欧米のテキストにおいても，細胞外液投与の際の輸液製剤の選択肢の1つとして，生理食塩水があげられる．他の輸液製剤と比較して生理食塩水にどのような特徴があるかを知る必要がある（表1）．

　生理食塩水は，浸透圧は生理的範囲に調整されているが，正常血清電解質濃度と比較して，高Na，高Clな製剤である．特に正常Cl値との差が大きいため，相対的に高Cl血症が生じやすい（図1）[1]．したがって生理食塩水を大量に輸液すると高Cl性アシドーシスが起きうる（図2, 3）．

　高K血症が懸念される患者では，リンゲル液よりもKを含有していない生理食塩水が選択されるかもしれない．しかし，pH低下に伴い細胞内から細胞外へKがシフトするため生理食塩水にも血清Kを上昇させる可能性がある．150名の腎移植患者を対象とし，周術期輸液に生理食塩水を使用する群とリ

表1　各種輸液の組成

	血漿	5%アルブミン	6%ヒドロキシエチルデンプン	生理食塩水	乳酸リンゲル液
Na^+ (mEq/L)	135〜145	148	154	154	131
K^+ (mEq/L)	4.0〜5.0	0	0	0	4.5
Ca^+ (mEq/L)	2.2〜2.6	0	0	0	2.7
Cl^- (mEq/L)	95〜110	131	154	154	109
乳酸 (mEq/L)	0.8〜1.8	0	0	0	28
血清浸透圧 (mOsm)	291	250	308	308	280

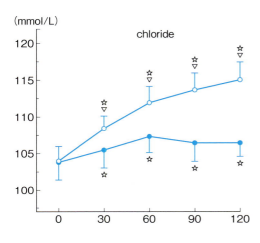

図1 ▶ chloride
(Scheingraber S, et al. Anesthesiology. 1999; 90: 1265-70)[1]

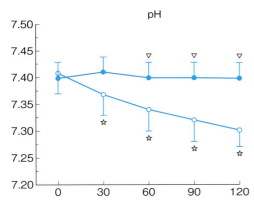

図2 ▶ pH
(Scheingraber S, et al. Anesthesiology. 1999; 90: 1265-70)[1]

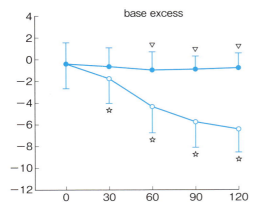

図3 ▶ base excess
(Scheingraber S, et al. Anesthesiology. 1999; 90: 1265-70)[1]

☆：生理食塩水とリンゲル液間で有意差あり
▽：投与開始前と比較して有意な変化あり
○：生理食塩水を30mL/kg/hrで投与した際のchloride・pH・base excessの投与開始後30・60・90・120分後の値
●：リンゲル液を30mL/kg/hrで投与した際のchloride・pH・base excessの投与開始後30・60・90・120分後の値

ンゲル液を使用する群に無作為化した研究では，5.9mmol/L より高値の高K血症は，生理食塩水で21％，リンゲル群で17％発生した（p = 0.56）．周術期における base excess の最低値は生理食塩水群で平均−4.5mmol/L であり，リンゲル群の−2.6mmol/L に比較して有意に低かった（p < 0.001）[2]．

リンゲル液投与と比較して，生理食塩水の大量投与により，腎血流速度が有意に低下し（p = 0.045），腎皮質血流が投与前と比較して低下する（p = 0.008）ことが示されている[3]．また，前後比較研究ではあるが，生理食塩水投与からリンゲル液輸液の変更により，急性腎障害の発生率が低下し，腎代替療法を要する患者の割合が減少したことが報告されている[4]．

ICU 入室患者を対象とし生理食塩水とリンゲル液を比較する4施設 cluster randomized, double-crossover trial が報告された[5]．本研究の対象患者の約70％は術後患者であり，全体の約半数が心臓手術後患者であった．生理食塩水あるいはリンゲル液の投与量の中央値は2L であった．本研究では，両輸液間で急性腎傷害の発生率に差はなく（9.2％ vs 9.6％，生理食塩水 vs リンゲル液，p = 0.77），また，腎代替療法を要する患者の割合にも差はなかった（3.4％ vs 3.3％，p = 0.91）．対象患者が比較的軽症で，輸液量も2L と少ないことから，本研究のみで生理食塩水の大量投与の安全性を結論づけることは困難かもしれない．

【文献】
1) Scheingraber S, et al. Anesthesiology. 1999. PMID [10319771]
2) Potura E, et al. Anesth Analg. 2015. PMID [25185593]
3) Chowdhury AH, et al. Ann Surg. 2012. PMID [22580944]
4) Yunos NM, et al. JAMA. 2012. PMID [23073953]
5) Young P, et al. JAMA. 2015. PMID [26444692]

〈江木盛時〉

2 小児患者の初期輸液としての1号輸液

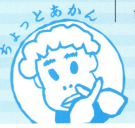

　小児患者の輸液には，古典的な Holliday & Segar の健康小児の哺乳摂食内容を勘案した勧告に基づき[1]，Na 濃度の低い低張液が選択されてきた．しかし，ストレス下の患者においては，抗利尿ホルモン（ADH）の分泌亢進が生じ，集合管における水分再吸収により水分の体内貯留が引き起こされる．したがって，Na 濃度の低い低張輸液の投与は，血清 Na 濃度の低下（低 Na 血症）と浮腫を引き起こす危険性がある．救急・集中治療患者のほとんどは脱水，出血，外傷，手術，痛みなど複数のストレス因子を有しているために，低 Na 血症の危険性が高い．低 Na 血症は，倦怠感，過興奮，けいれん，昏睡の発生率を増加させ，時として死に至る．この危険性にもかかわらず，ストレス下の急性期小児患者に対して低張液を選択する実践が，小児科医の間でいまだ頻繁に残存している[2]．

　過去に，低張液（0.18〜0.45％生理食塩水＝1号輸液など）と等張液（0.9％生理食塩水）の効果を比較するランダム化比較試験（RCT）が行われてきた．2013〜2014 年に報告された複数のメタ解析では，外科手術後患者や PICU 入室患者を対象とした検討を中心に 10 件の RCT が対象となり，維持輸液において低張液の投与は低 Na 血症（Na ＜ 136mEq/L）あるいは重篤な低 Na 血症（Na ＜ 130mEq/L）に関連するとの明確な結果を一貫して示した[3-5]．

　救急現場で遭遇するショック患者（とりわけ，循環血液量減少性あるいは血液分布異常性）では，細胞外液の相当の欠失を呈しており，この適切な是正が急性期治療での鍵となる．維持輸液においてすら低張輸液が低 Na 血症の危険性を増すことも勘案すれば，ましてや初期輸液の選択において，低張液を使用する意義を見出すことが困難である．

救急室あるいは集中治療室に搬入されるすべての患者の初期輸液には，年齢にかかわらず，1号輸液を使用すべきでなく，等張液（生理食塩水あるいはリンゲル液）を選択する（生理食塩水の問題についてはⅧ-1，182頁参照）．

【文献】

1) Holliday MA, et al. Pediatrics. 1957. PMID [13431307]
2) Freeman MA, et al. Acta Paediatr. 2012. PMID [22765308]
3) Wang J, et al. Pediatrics. 2014. PMID [24379232]
4) McNab S, et al. Cochrane Database Syst Rev. 2014. PMID [25519949]
5) Foster BA, et al. J Pediatr. 2014. PMID [24582105]

〈志馬伸朗〉

COLUMN ❼

電解質異常におけるピットフォール

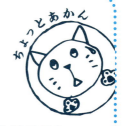

a. 低Na血症：浸透圧を確認せずにNa補正を始めるな

Naは血漿浸透圧の維持に大きな役割を果たしている．

血漿浸透圧＝ Na × 2 ＋血糖/18 ＋ BUN/2.8

低Na血症は血漿浸透圧を低下させる．その結果，細胞外から細胞内への水分移動が起こり，細胞浮腫をきたす．ただしNa低下が緩徐に（48時間以上かけて）進んだ場合には代償機構が働いて細胞浮腫も軽度にとどまる．なお，尿素は細胞膜を自由に通過するため細胞内外の水分移動に寄与しない．細胞内外の水分移動を引き起こす浸透圧を張度（有効浸透圧）とよぶ．

張度（有効浸透圧）＝ Na × 2 ＋血糖/18

低Na血症の症状としては中枢神経細胞浮腫による意識障害・けいれん・嘔気・頭痛，筋細胞浮腫による心不全・横紋筋融解・筋けいれんなどがある．血清Naが120mEq/L以上の慢性低Na血症では目立った症状を呈さないことが多い．しかし120mEq/L以上であっても注意力低下による転倒，骨折のリスクになる．軽度な低Na血症でも治療対象と考えなければならない．

しかし，すべての低Na血症が細胞浮腫の原因となるわけではない．みなさんは高蛋白血症や高中性脂肪血症の患者で低Na血症が多いと感じたことはないだろうか？　血清中の蛋白や中性脂肪が増加すると血清全体の容量が増えるためNa濃度は低下する．この場合は血清中の水とNaの比率は低下しておらず，張度は低下しない．これを等張性低Na血症（偽性低Na血症）とよぶ．また，高血糖患者にもしばしば低Na血症を認めるが，上記の式からわかるように血清Naが低くても血糖が上昇していれば張度は維持される．これが高張性Na血症である．このような等張性低Na血症や高張性低Na血症は細胞浮腫をきたさない．低張性低Na血症こそがNaの補正を要する真の低Na血症なのだ．低Na血症をみたときには，まず血漿浸透圧をチェックしてもらいたい．血漿浸透圧がすぐに測

定できない場合は血糖，中性脂肪，総蛋白の確認が必要である．

b. 低 Na 血症：急速に Na を上昇させるな

　低 Na 血症の出現には，①低張液を摂取する，②高張尿を排泄するの 2 つの機序が関与している．逆に考えれば，①飲水制限・低張輸液の制限・高張輸液の投与，②低張尿排泄（ループ利尿薬）・抗利尿ホルモン（ADH）分泌抑制（体液量補正など）が治療手段となる．

　神経症状を有しているときや Na 低下が急速に（48 時間以内に）進んだときは，脳浮腫の進行を抑制するため速やかに Na 補正を行う．具体的には高張食塩水の投与である．3％食塩水を用いることが多いのだが厳密に 3％とする必要はない．

　輸液 1L を投与したときの Na の増加量は Adrogue-Madias の式を参考にして決定する．

$$\Delta Na ＝（投与 Na ＋投与 K －血清 Na）/（体液量^* ＋ 1）$$
$$^*体液量＝体重 \times 0.6$$

　血清 Na が上昇すれば血漿浸透圧も上昇し，細胞浮腫は改善される．Na 補正において注意しなければならないのは Na 上昇速度である．急激に血清 Na が上昇すると細胞脱水に陥ってしまう．橋を中心として脱髄が認められるために橋中心髄鞘崩壊症（CPM: central pontine myelinolysis）とよばれ，四肢麻痺や仮性球麻痺を発症しときに死に至ることもある重篤な病態である．最近は浸透圧性脱髄症候群（ODS: osmotic demyelination syndrome）とよばれるようになった．最初の 24 時間での補正は 8mEq/L 以下に留めるべきとされている．

　Adrogue-Madias の式は輸液以外の水分摂取や体液喪失を考慮していない．このため，理論値よりも Na 補正量が大きくなってしまう傾向にある．投与開始から 24 時間は頻回に血液検査を行おう．水中毒では低張尿が多量に出てしまうため特に注意が必要である．低 Na 血症はけいれんや意識障害などの症状がない限り補正を急ぐ必要がない．補正を急いで ODS を起こす方が罪なのである．筆者の経験では，「かなり抑え気味」に補正しないと 8mEq/L/日以上の速度で上昇する．

　低 Na 血症治療のポイントは，脳浮腫による致死的神経症状の予防と Na 補正による浸透圧性脱髄症候群の予防のバランスをとることといえるだろう．

〈浜崎幹久　小尾口邦彦〉

3 血管内容量不足を脱水と称する

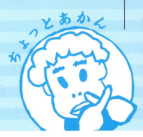

　体液量の減少をきたす病態は，一般的に"脱水"とひとくくりにされることが多く，なんとなく輸液が行われている実態がある．しかしながら，体液量減少の病態には，大きく分けて血管内容量不足（volume depletion）と，脱水（dehydration）という2つの病態がある．両者は混在することもあるとはいえ本質的に異なる病態であり，治療も異なるため，その違いを理解し，用語も使い分けることが望ましい．

　体液量（水分量）は，体重のおよそ60％であり，そのうち2/3が細胞内（細胞内水分 intracellular fluid：ICF），1/3が細胞外（細胞外水分 extracellular fluid：ECF）に分けられる．ECFはさらにその1/4が血管内に3/4が細胞外間質に分布する．ICFとECF間の水分の分布は，浸透圧（正確には"張度"＝有効血漿浸透圧，主にNa濃度）で規定される．おおまかには，高Naでは高浸透圧で水分がECFへ移動するため"細胞内脱水"の状態であり，低Naでは逆に水分がICFへ移動し"水中毒"の状態といえる．つまり血中のNa濃度は細胞内液量の指標といえる．

　狭義の脱水（dehydration）は「相応のNa，K喪失を伴わない体液量減少」と定義される．Naも水も失われるが，水のほうがより多く失われる病態すなわち「水」の不足である．この病態では，高浸透圧となるため細胞内から水が移動し，細胞外液へ移動する．結果として循環血漿量が補正されるため，末梢循環不全の症状が出現しにくい．しかし，細胞内脱水は高度であるため他の体液量減少と比較し，口渇が強くなる．通常は，この強い口渇感のため自然に水分補給を行うため病態は顕在化しにくいが，何らかの理由（意識障害や高熱，高齢者など）で水分摂取が抑制された場合認められやすくなる．大量発汗，尿崩症，口渇中枢神経障害などを呈する．

血管内容量不足（volume depletion）は細胞外液の浸透圧と等しい体液が失われる病態で，細胞内外の水分移動は起きない．したがって（狭義の）脱水は目立たないが，細胞外液減少のため循環血漿量が減少し，血圧低下・頻脈などが現れやすい．出血，嘔吐，下痢，熱傷などでみられ，頻度の高い病態である．狭義の脱水が「水」の不足と考えられるのに対し，血管内容量不足は「塩」の不足と理解できる．指標としては，狭義の脱水がNa濃度であるのに対し，血管内容量不足は，低血圧，頻脈，起立性低血圧，などの循環指標から判断する．

　上記に示すように両者は異なる病態であり，治療方針も異なる．脱水は水の不足であることから，低張の輸液で補正することが主体となる．循環量不足が比較的目立ちにくいこと，および急速なNa濃度の補正は合併症のリスクであることから，緩徐に補正するのが原則である．一方で血管内容量不足は生理食塩水などの細胞外液に近い等張液により補正を行う．血圧低下など循環不全をきたしやすいことから比較的急速に治療するのが原則となる．

【文献】

1) 内田俊也．水電解質異常．日腎会誌．2002; 44: 18-28.

〈石丸裕康〉

Ⅷ. 体液・電解質

4 くも膜下出血や外傷性脳挫傷後の多尿時の輸液不足

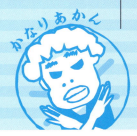

> **症例** 55歳女性
>
> くも膜下出血にて開頭クリッピング術後2日目．体重45kg．
> 夜間から200mL/hの多尿を認めだしたため，主治医が内科医に相談したところ，ADH不適合分泌症候群（syndrome of inappropriate secretion of antidiuretic hormone：SIADH）と診断され，水分制限の指示を受けた．

くも膜下出血発症後や外傷性脳挫傷後の急性期に，過多尿量による脱水や低Na血症をきたすことはよく知られている．

くも膜下出血後の急性期は脳血管攣縮が発生しやすい時期であり，脱水や低Na血症は血管攣縮の誘因となり，脳虚血や脳梗塞となりうるため特に問題となる．くも膜下出血後に低Na血症を合併した場合，脳血管攣縮の発生率は80％にも達するとの報告もある[1]．

従来から脳血管攣縮期の管理は3H療法，つまりhypertension，hypervolemia，hemodilutionが基本とされ，特に水分管理については，臨床経験的に脱水を予防すべく輸液量を増やす傾向にあるが，3H療法の治療効果についてのエビデンスは確立されていない[2]．

くも膜下出血や外傷性脳挫傷後の多尿は，古典的にはSIADH，つまりADH（antidiuretic hormone）の過剰分泌による希釈性の低Na血症によるものと考えられていた．SIADHであるなら治療は水制限である．

しかし最近では，ANP（atrial natriuretic hormone），BNP（brain natriuretic hormone）などの分泌が引き起こす中心性塩類喪失症候群（cerebral salt wasting syndrome：CSWS），つまり頭蓋内疾患による腎からのNa喪失によって，低Na血症と細胞外液量の減少を起こす病態によるものと考えられている．CSWSの発症病態については不明な点が多い．

■ 表1 ■ CSWS と SIADH

	血清 Na と血清浸透圧	尿中 Na 排泄	血清浸透圧と尿浸透圧の関係	心・腎などの機能	循環血液量
CSWS	低下	増加	血清浸透圧＜尿浸透圧	正常	不足
SIADH	低下	増加	血清浸透圧＜尿浸透圧	正常	過多

　CSWS を合併すると，尿に Na と水が喪失され循環血液量が低下する．ここで SIADH と診断し水制限をするとさらに病態を悪化させることとなる．くも膜下出血後の低 Na 血症において，水制限をした場合のほうが予後が悪かったという知見がある[3]．

　表1のとおり，CSWS と SIADH の鑑別は循環血液量の多寡のみによる．臨床的には水分出納計算，体重測定，エコーによる評価，中心静脈圧測定などにより循環血液量減少があるのか否かを判断しなければならないが，体液量の評価は容易ではない．

　くも膜下出血後の水・Na 代謝異常の80％は CSWS であると考えられている[4]ことから，Na 利尿過多や低 Na 血症に循環血液量不足の所見を認める場合には CSWS を念頭におき治療を進めるべきである．循環血液量不足は脳血管攣縮を併発し，生命や機能予後への悪影響が懸念される．
　CSWS の治療は，Na の補充と脱水の補正である．具体的には，尿量を厳密に測定し，出納バランスが hypovolemia とはならないように生理食塩水や細胞外液を輸液する．

　しかし輸液による補充のみではかえって尿量が増加し，低 Na 血症も脱水も改善しにくい．この場合，Na 利尿を抑制し，かつ水の貯留を促進する鉱質コルチコイドが有効である[5,6]．
　鉱質コルチコイドは，腎尿細管レベルで Na 再吸収を促し Na 利尿過多に拮抗することで，低 Na 血症の改善，脱水の抑制効果をもたらす．ただし，過多尿量が著しいと効果を実感できないことも多い．

CSWS自体は，1〜2週で症状が消える基本的にself-limited（特別な治療を必要としない）な疾患である．くも膜下出血の手術が成功しても，脱水により脳血管攣縮を合併すれば患者の予後は非常に悪くなる．脱水に陥らないように最大限注意しなければならないが，「多めに輸液をしておけばよい」という安易な大量輸液をするとCSWSを悪化させやすいことにも注意が必要である．

【文献】

1) 島　克司, 他. Clinical Neuroscience. 2003; 21: 1250-2.
2) Feigin VL, et al. Cochrane Database Syst Rev. 2000.PMID [10796370]
3) 藤井正満, 他. 水・電解質：診断と治療の実際. 日本内科学会雑誌. 2006; 95: 908-24.
4) 小笠原邦昭. Clinical Neuroscience. 2003; 21: 1270-1.
5) 森永一生, 他. 脳神経. 1994; 46: 545-8.
6) Al-Mufti H, et al. Am J Med. 1984. PMID [6486151]
7) Mori T, et al. J Neurosurg. 1999. PMID [10584839]

〈蒲池正顕　小尾口邦彦〉

5 軽度～中等度脱水の小児に対しての，経口補液のトライアルなしでの経静脈輸液

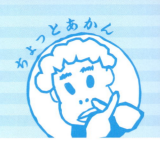

　小児，特に乳児では，体表面積に対して水分率が高いことや代謝率が高いこと，介護者がいなければ水分摂取ができないことなどから，下痢や嘔吐によって容易に脱水が起こりえる．しかし，侵襲性や患者の受け入れを考慮すると，すべての脱水に対して経静脈輸液を行うことは適切ではない．

a. 脱水の重症度評価方法

　脱水の評価の基本は問診，バイタルサインを含めた身体診察である（表1）．問診では脱水の原因となった症状（おもに下痢や嘔吐）について，いつから症状があるのか，その頻度や性状（血便や胆汁性嘔吐など），について聴取する．また，自宅での詳細な水分摂取状況や発症前からの体重の変化も脱水を評価する上で重要な情報である．

　実際は正確に脱水の程度を判定するのは困難なため，重症度に基づき介入方法を検討するのがよい．

表1　脱水の程度と関連症状

症状	軽度～中等度脱水症 （3～9％の体重減少）	重度脱水症 （9％以上の体重減少）
意識状態	正常～不機嫌	無気力～意識障害
口渇感	頻回に飲みたがる	飲むことができない
心拍数	正常～軽度上昇	頻脈
脈拍触知	正常～軽度減弱	減弱～触知不能
呼吸様式	正常～呼吸数上昇	深吸気
眼球	軽度陥凹	陥凹
流涙	減少	認めず
口腔内・舌所見	軽度乾燥	乾燥
capillary refill time	延長（2秒以上）	高度延長
四肢	冷感あり	冷感～チアノーゼ
排尿量	軽度減少	減少

（King CK, et al. MMWR Recomm Rep. 2003; 52（RR-16）: 1-16)[1]

1) 経口補液療法（oral rehydration therapy：ORT）の有用性

救急外来を受診した，胃腸炎に伴う軽度から中等度の脱水症と診断した生後8週から3歳の小児に対して，ORTと経静脈輸液の治療効果を比較した2005年のランダム化比較試験では，治療開始から4時間の脱水補正効果は両群で差がなく，また治療開始までの時間はORT群で有意に短くかつ入院率が低かった[2]．

2) 経口補液療法の方法

a) 脱水所見なし

下痢や嘔吐で喪失する水分を維持する目的でORTを行う．飲水量は，下痢や嘔吐のたびに体重10kg以下では60〜120mL，10kg以上では120〜240mLとする．

b) 軽度〜中等度脱水症

50〜100mL/kgを2〜4時間以内で少量ずつ飲ませる．下痢や嘔吐で継続して失われる水分は加えて補う．ティースプーン（約5mL）やペットボトルの蓋（約7.5mL）を用いて，少量ずつ頻回に飲ませる（5分おき）．飲めるようになってきたら徐々に1回で飲ませる量を増やしていく．救急外来などでORT行う際は，脱水所見が改善したか再評価を行う．症状が改善し帰宅可能と判断した場合は，保護者に再度医療機関を受診しなければいけない状態（脱水所見の再増悪）について説明する[1]．

3) 経口補液療法の限界

以下の状態の場合は，ORTではなく経静脈輸液を考慮する．
- 重度の脱水症，ショック状態，意識レベルが低下しているとき．
- 腸閉塞が疑われるとき．
- 自宅もしくは医療機関で適切なORTを施行したにもかかわらず，脱水症状の改善がみられないとき．
- 保護者が適切にORTを施行できないと判断したとき[1]．

4）経口補水液（oral rehydration solutions）の選択

表2　経口補水液

	糖質 (g/L)	Na (mmol/L)	K (mmol/L)	浸透圧 (mOsm/L)
WHO (2002)	13.5	75	20	245
アップルジュース	120	0.4	—	730
OS-1®	25	50	20	270
ポカリスエット®	62	21	5	約320

（WHO推奨ORSを含む各種補水液の組成を参考にする）

5）食事に関して

浸透圧の問題から糖分含有量の多いものは避けるべきであるが，基本的にはそのほかの食品を制限する必要はない．BRAT（bread, rice, apple, toast）のようにいわゆる"おなかにやさしいもの"のみ摂らせることは推奨されていない[1,3]．

6）制吐剤について

2012年のシステマティックレビューは，小児の胃腸炎に伴う嘔吐にオンダンセトロン（ゾフラン®）を使用すると，嘔吐を軽減し，経静脈輸液と入院を減らすことができると結論付けている[4]．

日本で広く使用されているドンペリドン（ナウゼリン®）の小児の嘔吐に対する効果は現状では十分な効果が実証されていない．

【文献】

1) King CK. MMWR Recomm Rep. 2003. PMID [14627948]
2) Spandorfer PR. Pediatrics. 2005. PMID [15687435]
3) Guarino A. J Pediatr Gastroenterol Nutr. 2008. PMID [18460974]
4) Carter B. BMJ Open. 2012. PMID [22815462]

〈井上信明　福島正大　石丸裕康〉

6 低アルブミン血症に対するアルブミン製剤補充

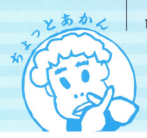

　救急・集中治療の重症患者において低アルブミン血症は一般的にみられるが，その原因は，喪失（出血，毛細血管の透過性亢進，ネフローゼ症候群や蛋白漏出性の消化管疾患，腎からの排泄過剰），代謝の亢進，低栄養や肝疾患による合成低下，輸液による希釈など多岐にわたる．低アルブミン血症は予後不良の指標であり，血清アルブミン値が1.0g/dL下がるごとに，死亡率が37%増加する[1]という報告もある．そのため，低アルブミンの補正により，予後を改善しようとする試みが過去なされてきた．アルブミン補充に伴う膠質浸透圧増加による血行動態改善，浮腫の軽減などを中心にさまざまな効果が期待され，直感的に有効な治療と考えられてきた．

　1998年，Cochrane Injuries Groupが，既報の30研究をメタ解析し，アルブミン補充は死亡率をむしろ上昇させると報告し[2]，米国食品医薬品局（FDA）が安全性に懸念を表明するなどその使用に疑問符が投げかけられた．このメタ解析に含まれた研究のほとんどは，単一施設の小規模な研究であったことから，その結論には疑念もあり，2004年発表された多施設・大規模に行われたランダム化比較試験（RCT）（SAFE study）では，アルブミン使用群と生理食塩水群で死亡率の有意な差はみられなかったものの，サブ解析で敗血症では生存率改善の可能性がある[3]と報告され，アルブミン使用の是非については議論が続いた．

　近年行われた敗血症患者を対象とした2つの大規模RCTでは，いずれにおいてもアルブミン補充群と非補充群で，死亡率に差違はなかった[4,5]．以上の結果を受け，現状では重症患者管理一般においてアルブミン補充は不必要とされている[6]．特に，頭部外傷患者ではSAFE studyのサブ解析でアルブミン群の死亡率が高く，またその24カ月後の転帰をみた研究[7]においても死亡率・神経学的予後いずれもアルブミン群で不良であったことが示されているため，

アルブミン製剤は使用すべきでない．一方，特定の患者群，たとえば肝硬変の腹水，大量の腹水排液時，腎障害を伴う特発性細菌性腹膜炎，肝腎症候群などでは，補充により死亡率低下をさせたとの報告も散在する．

　以上より，現状では，アルブミン製剤は特定の患者に対してのみ，目的を明確にして使用すべきであり，使用する場合も漫然と投与を続けるべきではないだろう．アルブミン製剤はヒト血液製剤であるため希少資源で，その価格も250mL 5％ 1本5000〜7000円と高額であることも踏まえ，適正使用を心がけるべきである．

【文献】

1) Vincent JL, et al. Ann Surg. 2003. PMID [12616115]
2) Cochrane Injuries Group Albumin Reviewers. BMJ. 1998. PMID [9677209]
3) Finfer S, et al. N Engl J Med. 2004. PMID [15163774]
4) Caironi P, et al. N Engl J Med. 2014. PMID [24635772]
5) EARSS Study Group: Efficacy and tolerance of hyperoncotic albumin administration in septic shock patients: the EARSS study. Intensive Care Med. 2011. 37 (Suppl 2): S115-0438.
6) Vincent JL, et al. Crit Care. 2014. PMID [25042164]
7) Myburgh J, et al. N Engl J Med. 2007. PMID [17761591]

〈石丸裕康〉

IX．腎・血液浄化

1 乏尿に対するフロセミド

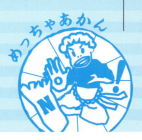

ICUで乏尿患者をみた場合，最初にやるべきことは，腎前性腎不全，腎性腎不全，腎後性腎不全の鑑別である．外傷，熱中症，消化管出血などの循環血液量減少に伴う腎前性腎不全であれば，心臓の前負荷を補正するために輸液を行う．カテーテル閉塞や両側尿管結石などの腎後性腎不全であれば，通過障害を改善させる．腎性の急性腎不全による乏尿にフロセミドを投与するかどうかが問題である．

歴史的にICUでの乏尿の患者に対してフロセミドを含むループ利尿薬の投与は行われてきた．この理由は，①乏尿性腎不全を非乏尿性腎不全に見せかけることで腎不全が改善したとする誤解，②急性腎不全では腎臓が低酸素状態にさらされており，ループ利尿薬がNa^+-K^--$2Cl^-$を阻害することで，腎臓の酸素消費量を減少させ，低酸素状態にさらされている急性腎不全状態の酸素需要供給を是正させるという理論的根拠，の2点からであった．

2002年に，ICUで急性腎不全を発症した患者552人を対象とした観察研究で，ループ利尿薬投与は死亡率の上昇，腎機能回復の妨げになると報告[1]されて以来，多くの臨床研究，メタアナリシスが施行されてきた．複数のメタアナリシスでは，「ループ利尿薬の使用は尿量を増加させるが，死亡率を下げず，透析の必要性も減少させない」という結果となっている．さらに，大量のループ利尿薬投与は聴覚障害や耳鳴りなどの耳毒性という有害事象との関連が指摘[2]されている．さらに，フロセミドはレニン-アンギオテンシン-アルドステロン系を賦活化させ慢性心不全患者の予後悪化に関わる[3]．

現時点では，ICUの急性腎不全において，その型別にかかわらず，腎機能の改善や今後の腎機能悪化の予防としてループ利尿薬を投与することは根拠がない．ループ利尿薬は，正常腎機能かつ体液過剰の患者に限定して尿量増加に

よる除水を目的として有害事象を危惧しながら慎重に使用することが妥当である．なお，ループ利尿薬は一定量までは投与量が増えれば増えるほど効果も増強していくが，一定量を超えると，投与量が増えても効果が増加しない天井効果があることも知っておく必要がある．フロセミドの天井効果は 200 mg といわれており，200 mg 以上の使用は効果の増加がないばかりか，耳毒性との関連も指摘されている．

【文献】

1) Mehta RL, et al. JAMA. 2002. PMID [12444861]
2) Ho KM, et al. BMJ. 2006. PMID [16861256]
3) Francis GS, et al. Ann Intern Med. 1985. PMID [2860833]

〈濱中訓生　志馬伸朗〉

IX. 腎・血液浄化

2 腎庇護目的でのドパミン

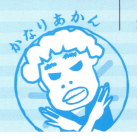

　敗血症，高度侵襲手術，低心拍出症候群，薬剤など様々な要因で急性腎不全が生じることが知られている．急性腎不全の治療の根本はその発生の主要因の治療あるいは除去であるが，実臨床では難しいことも多い．2000 年の初頭までは，3 μg/kg/ 分程度の低用量ドパミン投与は腎保護作用があるとされ頻繁に使用されてきた．この実践は有益なのだろうか？

　過去にドパミン投与が腎機能に与える影響を検討するランダム化比較試験（RCT）が複数行われているが，有効性を示したものは現在まで存在しない．2000 年の RCT では，2 μg/kg/min の低用量ドパミン投与には有意な腎保護作用はなかった[1]．Friedrich らは 61 の RCT を対象としたメタ解析を施行し，5 μg/kg/min 以下の低用量ドパミン投与により死亡率（相対リスク 0.96，95％信頼区間 0.78–1.19），腎代替療法の必要性（相対リスク 0.93，95％信頼区間 0.76–1.15）に有意な差をもたらさなかったとした[2]．低用量ドパミンは開始 1 日目の尿量を増加させクレアチニンを低下させたが，この効果は 2 日目以降には確認されなかった．

　現在のところ，低用量ドパミンの腎機能保護作用は証明されておらず，腎保護を目的に使用することは勧められない．また，ドパミン投与には，不整脈の発生頻度の増加[3]，呼吸応答の抑制，心筋酸素需要量の増加，低 K 血症，低リン血症，免疫抑制などの副作用[4,5]が示唆されている．また，心および腎機能が正常な冠動脈バイパス移植術（coronary artery bypass grafting: CABG）施行患者を対象とした RCT では 2.5 ～ 4 μg/kg/min の低用量ドパミンを麻酔導入から 48 時間にわたって投与した場合，コントロール群と比較して，尿細管障害のマーカーである尿中レチノール結合蛋白が有意に高値であったとする報告も存在する[6]．ドパミンには懸念される副作用も存在することを知っておくべきである．

【文献】
1) Bellomo R, et al. Lancet. 2000. PMID [11191541]
2) Friedrich JO, et al. Ann Intern Med. 2005. PMID [15809463]
3) De Backer D, et al. N Engl J Med. 2010. PMID [20200382]
4) Devins SS, et al. Crit Care Med. 1992. PMID [1458939]
5) Denton MD, et al. Kidney Int. 1996. PMID [8807566]
6) Tang AT, et al. Eur J Cardiothorac Surg. 1999. PMID [10386423]

〈江木盛時〉

3 FENaの使用

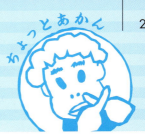

　急性腎障害において，輸液などの治療に速やかに反応する一時的なものか（いわゆる腎前性），遷延するものか（多くは急性尿細管壊死）を早期に鑑別することは，その後の診療方針に大きく影響することから，その区別は重要である．その鑑別に，尿量，尿比重，尿Na濃度，尿浸透圧などさまざまな指標がある．なかでもナトリウム排泄分画（fractional excretion of sodium: FENa）は，腎のNa代謝を反映する指標であり，他の指標より有用とされてきた[1]．

$$FENa(\%) = \frac{尿中Na濃度 \times 血清Cr濃度}{血清Na濃度 \times 尿中Cr濃度} \times 100$$

しかしながら，FENaを解釈するにあたり，以下のような限界があることを理解しておくことが重要である．

1）腎前性でないのにFENa＜1％となることがある
　非乏尿性急性尿細管壊死（acute tubular necrosis: ATN），肝腎症候群，慢性心不全，ネフローゼ症候群，造影剤腎症，初期間質性腎炎などで低値となることが知られる．また正常腎機能でも＜1％となりうる．

2）腎前性なのにFENaが上昇することがある
　もともと慢性腎臓病（chronic kidney disease: CKD）である患者や利尿薬使用（フロセミドなど）で上昇する可能性がある．

　そのほか，高齢者でのカットオフ値が未確定であること，急性腎障害（acute kidney injury: AKI）の状態ではそもそもクレアチニンの値が真の糸球体濾過量と乖離していることが多く，その時点での病態を反映していない可能性があるなど，その解釈も一筋縄ではいかない．利尿薬の影響を受けにくい指標として尿素窒素排泄分画（fractional excretion of urea nitrogen: FEUN）があり，35％をカットオフにした場合，FENaより正確であるとする研究もいくつかある．しかし，重症患者を対象として行われた多施設研究では感度

63％，特異度54％と不正確な指標であった[2]．

　結局，FENaを含め，いずれの指標も単一では十分な鑑別は不可能であり，さまざまな指標を参考にしつつ，経過を追うことで両者の区別を行わざるを得ないのが現状といえる．

　そもそも腎前性のAKIとATNは病態としてまったく別のものではなく，両者の境界は本来曖昧であり，検査での識別に限界があるのは当然かもしれない．また両者の鑑別が，容量負荷に対する反応性にあるとすれば，病態を区別するためいろいろ検討するよりは輸液負荷を実際に行ってその反応を再評価するほうが実践的かもしれない．

【文献】

1) Espinel CH, et al. Clin Nephrol. 1980. PMID [7363517]
2) Darmon M, et al. Crit Care. 2011. PMID [21794161]

〈石丸裕康〉

X. 栄養/消化器

1 重症患者に対するインスリンの皮下注射

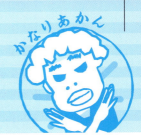

インスリンを要する糖尿病患者への標準的な投与法は皮下注射である．皮下注射はインスリンのボーラス投与であり，食事を定期的に摂取し，点滴ルートのない非重症患者に適したインスリン投与方法である．皮下注射されたインスリンの吸収速度は患者状態や注射手技など様々な要因で左右される（表1）．上肢は下肢と比較してインスリンの吸収速度は速く，腹部よりも遅い．また，注射する深度が深いほど，注射後に体動があるほど，また体温が高いほど吸収速度は速くなる．

表1　インスリンの皮下注射後の吸収が速くなる因子

注射部位: 腹部＞上肢＞下肢
注射の深さ: 筋肉＞皮下＞皮内
体動: あり＞なし
体温: 高体温＞低体温
インスリン濃度: 低濃度＞高濃度

ICU 患者や周術期急性期の患者は，食事摂取が行えず，ブドウ糖投与は持続で行われており，皮下からのインスリン吸収も不安定である．Lazar らの糖尿病合併心臓手術後患者を対象とした研究では，インスリン皮下注射では術後に発生する高血糖のコントロールが不可能であったことを示している[1]．また，Browning らの研究でもインスリン皮下注射は持続静注法と比較して有意に高血糖および低血糖発生頻度が高くなることが示されている[2]．

したがって，ICU 患者ではインスリンは持続静注で投与されることが望ましい（表2）[3]．レギュラーインスリンを使用し，1単位/mL といったわかりやすい濃度に生理食塩水で希釈し，持続静脈投与する．ブドウ糖も持続投与とするのがよい．

■ 表2 ■ インスリンの持続静注が推奨される患者

糖尿病性ケトアシドーシス・高血糖性高浸透圧症候群
周術期患者
集中治療を要する患者
高用量ステロイド投与により血糖コントロールが不良な患者
出産・産褥期
心筋梗塞・心原性ショック
脳梗塞
臓器移植の周術期

なお，重症患者に対するブドウ糖のボーラス投与や経腸栄養剤の間欠投与は重度の高血糖を生じる可能性が高く，低血糖の是正の目的以外では，その施行は推奨されない．

【文献】
1) Lazar HL, et al. Circulation. 2004. PMID [15006999]
2) Browning LA, et al. Am J Health Syst Pharm. 2004. PMID [15372839]
3) Garber AJ, et al. Endocr Pract. 2004. PMID [15251633]

〈江木盛時〉

X. 栄養／消化器

2 血糖値変化をみない血糖値毎の持続インスリン増減指示

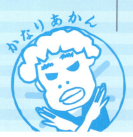

　重症患者における血糖管理を行う際には，インスリンの持続静注を使用することが推奨されている．重症患者の血糖コントロールは，持続的な炭水化物エネルギー投与下に持続インスリン静注を行い，初期は1～2時間毎の血糖測定を行い，安定後も最低4時間毎に血糖を監視することが推奨されている[1]．

　インスリン投与法には，測定された血糖インスリン投与量を変更する"スライディングスケール法"とその変化率や現在のインスリン投与量を考慮した"ダイナミックスケール法"がある．

　表1に示すスライディングスケール法にはいくつかの問題が存在する．2時間前に血糖値が255mg/dLであった患者に2単位/時間のインスリン投与を行い，現在血糖値240mg/dLであったと仮定する．この際，血糖の変化量は少なくまた目標血糖値よりも高いため，この患者にはインスリン投与量の据え置きあるいは増量が望ましい．しかし，スライディングスケールではインスリン投与量は減量させるため目標血糖値に到達するために長時間を要する．また，1時間前に血糖値が350mg/dLであった患者に2単位/時間のインスリン投与を行い，現在血糖値205mg/dLであったと仮定する．血糖の変化量は非常に大きく低血糖の危険があると考えられるため，この患者にはインスリンの中

■ 表1 ■ 血糖値変化をみないインスリン投与法の例
（重症患者では推奨できない）

血糖値：80mg/dL 以下	Dr Call
血糖値：80～150mg/dL	インスリン投与なし
血糖値：150～200mg/dL	インスリン投与　0.5単位/時間
血糖値：200～250mg/dL	インスリン投与　1単位/時間
血糖値：250～300mg/dL	インスリン投与　2単位/時間
血糖値：300mg/dL 以上	Dr Call

インスリンを使用しているときのプロトコール				
現在の血糖値	前回の血糖値からの変化		指示	次回血糖測定
90<			インスリン投与中止 Dr Call 指示例(20%ブドウ糖;20mL投与) 100mg/dLを超えるまで30分毎に血糖測定	100mg/dLを超えるまで30分毎に血糖測定 100mg/dL以上となれば中止のまま， インスリン中止中のプロトコールに移動
90~140	≧	−10	0.5単位/時間 down	2時間後
	−11 ~	−30	投与量半分	1時間後 投与量が0.5未満となるなら中止
	≦	−31	インスリン投与中止	1時間後 100mg/dL以上であれば中止のまま， インスリン中止中のプロトコールに移動
140~180 (目標値)	≧	+20	0.5単位/時間 up	4時間後
	+19 ~	−10	不変	4時間後
	−11 ~	−30	0.5単位/時間 down	2時間後
	≦	−31	投与量半分	1時間後 投与量が0.5未満となるなら中止
180~240	≧	+20	1単位/時間 up	2時間後
	+19 ~	0	0.5単位/時間 up	4時間後
	−1 ~	−20	不変	4時間後
	−21 ~	−40	1単位/時間 down	2時間後
	≦	−41	投与量半分	1時間後 投与量が0.5未満となるなら中止
240~300	≧	−20	1単位/時間 up	2時間後
	−21 ~	−50	不変	4時間後
	≦	−51	投与量半分	1時間後 投与量が0.5未満となるなら中止
300>	≧	−50	1単位/時間 up	2時間後
	−51 ~	−100	不変	2時間後
	≦	−101	投与量半分	1時間後 投与量が0.5未満となるなら中止

入室後あるいは，インスリン糖測定，180mg/dLを超えなければ4~6時間毎に血糖測定で観察

現在の血糖値	前回の血糖値からの変化	指示	次回血糖測定
<180(目標値)	−	なし	4~6時間後
180>	−	1単位/時間	2時間後

図1 ▶ ダイナミックスケールの1例
注意：このダイナミックスケールはあくまで1例であり，このまま使用することは推奨しない．各施設における患者の特徴や血糖管理方法およびその目標値に応じて，独自のダイナミックスケールを作成することが必要である．

止あるいは大幅な減量が望ましいが，その後もインスリンの投与は1単位/時間で継続される．このように血糖の変化を考慮しないインスリンスケールの使用は重症患者では低血糖と高血糖のリスクを高める．また，表1の血糖管理の問題点は次回の血糖測定の時間を定めていないことである．血糖値の変化が大きい場合，あるいは低血糖の危険性が高いと判断される場合には，30分から

1時間後に，血糖値が安定して推移していると判断された場合には，2～4時間後に測定する．

ダイナミックスケールは，血糖値の変化量と現在の血糖値に応じてインスリン投与量を指示し，次回の血糖測定のタイミングを指示するプロトコールである（図1）．代表的なスケールの1つに，無料ダウンロードが可能なPortland Protocolがあり[2]，これを各施設の状況にあった内容に改変して使用することが可能である．
(http://www.providence.org/oregon/programs_and_services/heart/portlandprotocol/e05protocol.htm.)．

【文献】
1) Dellinger RP, et al. Crit Care Med. 2008. PMID [18158437]
2) Furnary AP, et al. Endocr Pract. 2004. PMID [15251637]

〈江木盛時〉

X. 栄養/消化器

3 簡易型血糖測定器による血糖測定

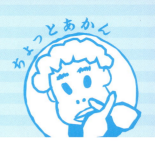

　重症患者のインスリンを使用した血糖管理中の血糖測定間隔は，使用するプロトコールによるが，血糖値が目標範囲内に安定すれば4時間毎に，安定していない時期は1～2時間毎に測定することが推奨されている．

　ブドウ糖の生体内活性はその血漿濃度に依存するため，血漿糖濃度が重要である．これが，中央検査室で測定された血糖値（血漿糖濃度）がゴールドスタンダードとよばれる所以である．血漿中の水分濃度（93%）と比較して，赤血球中の水分濃度（73%）が低いため，血漿中の糖濃度は，全血の糖濃度と比較して約11%高いといわれている．多くのベッドサイド型簡易血糖測定器は，全血の糖濃度を測定し，正常ヘマトクリット（40%前後）であるとの仮定のもと，血漿糖濃度を算出して表示する．このためヘマトクリットが低い患者では，血糖値は高めに表示され，低血糖を見過ごす可能性が高くなる．近年急性期重症患者に対しての輸血の制限が推奨され，ヘマトクリット21～30%が許容される．よって多くの重症患者では正常値と比較して低ヘマトクリットとなるためこの問題は重要である．

　また，グルコースオキシダーゼを使用した血糖測定は血中酸素濃度によって誤差が生じることが知られている．正常値以上の酸素濃度（$PaO_2>100mmHg$）では，測定誤差は15%を超え，同様の誤差が低酸素血症でも生じる（$PaO_2<44mmHg$）．このようにベッドサイド型簡易型血糖測定器は集中治療患者で使用すると血糖値を誤って高めに表示する可能性があり，インスリンの過量投与を招き低血糖の発生率を高める可能性がある．

　近年報告された重症患者における血糖測定方法のメタ解析では，毛細血を使用したベッドサイド型簡易血糖測定器による血糖測定は，動脈血を使用した血糖測定（ベッドサイド型簡易血糖測定器および血液ガス分析器）よりも不正確であり，その使用は推奨できないとされた（表1)[1]．動脈血を使用したベッドサイド型簡易血糖測定器による血糖測定は，有意ではないが血液ガス分析機による血糖測定と比較して不正確となる傾向がある．現在のところ，周術期患者

表1 各血糖測定法による測定誤差発生頻度（中央検査による血糖測定との測定誤差＞20％）の比較

血糖測定	対象	測定誤差発生に関するオッズ比（95％信頼区間）
血液ガス分析（動脈血）	簡易血糖測定器（毛細管血）	0.04（0.01，0.14）p＜0.001
血液ガス分析（動脈血）	簡易血糖測定器（動脈血）	0.17（0.01，2.46）p＝0.20
簡易血糖測定器（動脈血）	簡易血糖測定器（毛細管血）	0.36（0.25，0.52）p＜0.001

表2 低血糖帯と非低血糖帯における血糖測定の正確性の検討

血糖測定方法	不正確な測定（低血糖帯）	不正確な測定（非低血糖帯）	オッズ比（95％信頼区間）
血液ガス分析器	13/59（22.0％）	166/472（35.2％）	1.86（0.80，4.33）
ベッドサイド型簡易血糖測定器（毛細血）	26/77（33.8％）	134/620（21.6％）	1.84（1.07，3.16）
ベッドサイド型簡易血糖測定器（動脈血）	14/71（19.7％）	57/583（9.8％）	2.33（1.13，4.83）

不正確な測定は；International Organization for Standardization（ISO）基準により，中央検査室での血漿ブドウ糖濃度と比較して誤差20％以内と定義[1]

でインスリンを使用する際には，血液ガス分析器を使用して血糖測定を行うことが推奨される（表1）[1]．

　ベッドサイド型簡易血糖測定器および血液ガス分析器いずれにおいても，80mg/dL以下の低血糖帯では，その血糖測定の正確性が低下するため，低血糖の値が得られた際には，中央検査室にも検体を提出し再確認する必要がある（表2）[1]．

【文献】
1) Inoue S, et al. Crit Care. 2013. PMID [23506841]

〈江木盛時〉

COLUMN ⑧

IVHという言葉

　IVHという言葉は，intravenous hyperalimentationの略語であるが，日本以外の国では用いられていない用語である．海外報告では1980年代後半の論文にこの用語の使用があるものの，以後は1997年にカナダからの報告1報があるのみであり[1]，死語となっていることがわかる．

　静脈を介した栄養補給としては，(total) parenteral nutrition：TPN［（完全）静脈栄養］が用いられる．また，静脈栄養を行う目的で中心静脈カテーテルが用いられることがあり，この故か，"IVHカテ"なる用語も用いられてきた．しかし，静脈栄養は中心静脈カテーテル挿入の数少ない適応の1つに過ぎない．中心静脈カテーテルはCVC（central venous catheter）あるいはCVカテーテルとよぶのが妥当だろう．

【文献】
1) Berry MA, et al. Pediatrics. 1997. PMID［9310519］

〈志馬伸朗〉

X. 栄養/消化器

4 経胃経管栄養の中止/量変更基準としての胃残渣量の測定

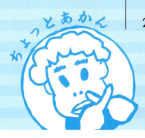

　経胃経管栄養患者において，栄養剤投与前に胃内残渣量を測定し，その残渣量に応じて，栄養剤の増減あるいは差し控えを考慮することは日常診療で行われてきた．残渣量が150〜250mL以上であれば経腸栄養投与を中止もしくは減量することが一般的な方法と思われる．胃内残渣量が多いときに経腸栄養を中止する理由は胃内残渣量が多いと胃からの逆流による肺炎のリスクを高めると考えられていたためである．

　しかし，2010年のMontejoらが胃内残渣量と肺炎の関連を調べた研究では胃内残渣量が500mLまで増加しても，肺炎のリスクは不変で増加しない[1]．さらに，2013年のReignierらの研究によると，人工呼吸管理を受けている患者において6時間毎に胃内残渣量を計測し，250mL以上の胃内残渣量もしくは嘔吐した場合に経腸栄養を中止する群（測定群）と胃内残渣量を確認せずに嘔吐した場合にのみ経腸栄養を中止する群（非測定群）に分けて比較したところ，肺炎の発生率は測定群で15.8％に対して非測定群では16.7％と有意差を認めなかった．また，ICUでの感染症合併率や人工呼吸器管理時間，ICU滞在期間，死亡率にも有意差を認めなかった．さらに，目標の経腸栄養達成率は非測定群で有意に高いという結果であった[2]．胃内残渣量が多いとの理由のみで経腸栄養を中止してしまうことは有益でないと解釈できる．

　胃内残渣量の測定をせずに，嘔吐のみを中止の基準とすることが受け入れられる．胃内残渣量を測定する場合にも，少なくとも250mLでは肺炎を増やさない（500mLでも嘔吐は増やさない）可能性を考慮して，経腸栄養の中止基準を考慮する必要がある．

【文献】
1) Montejo JC, et al. Intensive Care Med. 2010. PMID [20232036]
2) Reighier J, et al. JAMA. 2013. PMID [23321763]

〈濱中訓生　志馬伸朗〉

X. 栄養/消化器

5 経腸栄養を GFO から開始する

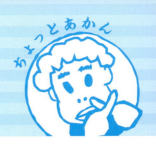

　GFO とは glutamine-fiber-oligosaccharide enteral formula のことを指し，腸管絨毛上皮の萎縮抑制や増殖促進，腸内細菌叢の正常化に効果があるとされてきた．投与基準として 1 週間以上の絶食や高度外傷，急性膵炎，偽膜性腸炎などがあげられている[1]．日常診療では ICU 患者の経腸栄養開始時において，とりあえずルーチンで GFO から経腸栄養を開始されていることがある．

　GFO に含まれるグルタミンは腸管粘膜保護や bacterial translocation の予防効果に加えて，抗酸化作用があるとされ，酸化ストレスにさらされている ICU 入室患者ではグルタミン投与が予後を改善させると考えられてきた．しかし，臨床試験においてはグルタミン投与は非投与群に対して感染症発生率低下は示せていない[2]．さらに，ICU 入室後 24 時間以内のグルタミン投与の効果を評価した多施設ランダム化比較試験では，グルタミン非投与群における 28 日死亡率は 27.2％ であるのに対し，グルタミン投与群では 32.4％ ($p = 0.05$) と高い傾向にあった[3]．また，院内死亡率や 6 カ月後の死亡率は，有意差をもってグルタミン投与群が高いという結果であった．この結果からは早期経腸栄養を施行可能な状況での 24 時間以内のグルタミン投与は，死亡率を上昇させる可能性があり，ルーチンで GFO から開始する経腸栄養は推奨されない．

　GFO に含まれる水溶性食物繊維 (fiber) は，下痢の予防目的で使用される．メタ解析では下痢の発生率を有意に下げるとはいえず[4]，日本版重症患者の栄養療法ガイドライン[5]でも，腸管虚血や蠕動低下があるようなハイリスク症例における使用は避けるべきとされている．

　また，集中治療領域の各種栄養ガイドラインでは，「早期経腸栄養を開始すること」および「最終的な投与目標を立て，目標に向けて経腸栄養を増量させていくこと」が推奨されている．GFO 1 包はわずか 36kcal であり，一般的な

経腸栄養剤による経腸栄養が可能な患者にGFOから開始することで，目標達成までの期間をかえって延長することも危惧される．

【文献】

1) 東口高志．NST実践マニュアル．東京：医歯薬出版；2005．
2) Andrews PL, et al. BMJ. 2011. PMID [21415104]
3) Heyland D, et al. N Engl J Med. 2013. PMID [23594003]
4) Yang G, et al. World J Gastroenterol. 2005. PMID [15991297]
5) 日本集中治療医学会重症患者の栄養管理ガイドライン作成委員会．日集中医誌．2016．

〈濱中訓生　志馬伸朗〉

X. 栄養 / 消化器

6 すべての ICU 患者への抗潰瘍薬の投与

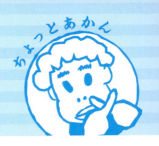

　ICU 入院中の患者は，高頻度に予防的抗潰瘍薬（ヒスタミン H_2 受容体拮抗薬：H_2-blocker，プロトンポンプ阻害薬：proton pump inhibitor）を投薬される．

　ICU ではストレス潰瘍形成の要因とされる心理的・精神的ストレスや身体的ストレスに加えて，治療薬として使用される様々な薬剤（non-steroidal anti-inflammatory drugs：NSAIDs や抗血小板薬など）による粘膜障害/出血リスクが高い．Cook らの報告[1]によれば，ストレス潰瘍による出血リスクの 2 大因子は人工呼吸器装着状態（Odds Ratio：OR 15.6）と凝固機能障害（OR 4.3）と報告されており，その他に敗血症，低血圧，肝不全，腎不全などがあげられている．ICU 患者ではこれらのリスクを有する患者が多いため，ICU 入室後 24 時間以内に 75 〜 100% の患者で粘膜病変が形成され[2]，予防策を行っていなければ 5 〜 25% で出血を生じるとも報告されている[2,3]．ICU 患者に対して緊急内視鏡検査を行うことは時間も労力もかかる処置であり，もちろん患者自身へのリスクも高い．そのため，ルーチンで抗潰瘍薬が投薬開始され，全身状態改善後もそのまま継続されているケースが多々ある．

　しかし，抗潰瘍薬にもリスクは存在する．抗潰瘍薬の投与は医療関連肺炎の発症増加に有意に相関し（OR 1.3）[4]，ICU 患者に限定したものではないが *Clostridium difficile* 感染症を増加させることも報告されている[5,6]．このため，抗潰瘍薬は御利益があるお守りのような薬剤と考えてはいけない．ときに重篤な合併症をきたしうるリスクがあることを忘れてはならない．

　では，どのような患者に対して抗潰瘍薬の投与を行うべきか？ 1999 年の American Society of Health-System Pharmacists による適応基準を下記に示す（表 1）．基本的にはこれらの患者に対して投薬を行うことが妥当と考え

られるが，この他にも内服薬や生活歴を考慮した急性上部消化管出血リスク因子の報告もある（表2）．これらのリスク因子を適切に把握し，定期的に潰瘍予防薬の投与が必要かどうかを繰り返し評価することが必要と考えられる．

表1　成人 ICU 患者でのストレス潰瘍予防の適応（エビデンスの強さ）

絶対適応（1つ該当すれば適応）
凝固障害（血小板＜ 50,000/mm^3，PT-INR ＞ 1.5，APTT が正常値の2倍以上）(B) 48 時間以上の人工呼吸器管理 (B) 1年以内の上部消化管潰瘍または出血 (D) Glasgow Coma Scale（GCS）≦ 10（または簡単な指示に従えない）(B) 体表面積＞ 35%の熱傷 (B) 肝部分切除後 (C) 多発外傷（Injury Severity Score ≧ 16 など），移植患者周術期，肝不全，脊椎外傷 (D)
相対適応（2つ以上該当すれば該当）
敗血症 (D) 1週間以上の ICU 在室 (D) 6日間以上の潜血 (D) 高用量コルチコステロイド治療（ヒドロコルチゾン 250mg/ 日相当量以上）(D)

（ASHP Therapeutic Guidelines on Stress Ulcer Prophylaxis. ASHP Commission on Therapeutics and approved by the ASHP Board of Directors on November 14, 1998. Am J Health Syst Pharm. 1999; 56: 347-79 より作成）

表2　急性上部消化管出血のリスク因子別相対危険率（relative risk：RR）

リスク因子	RR
ピロリ菌〔ヘリコバクター・ピロリ（*Helicobacter pylori*）〕感染症	8.8
抗血小板療法用アスピリン服用	3.5
鎮痛用アスピリン服用	4.07
NSAIDs の日常服用または過剰摂取	6.56
20 本以上 / 日以上の喫煙	6.43
消化管潰瘍の既往	8.96

（Udd M, et al. Gastroenterol. 2007; 42: 1395-403）

近年の ICU における消化管出血の発生率は，約 1% 以下であるとする報告が複数ある[7-9]．すべての ICU 患者に抗潰瘍薬を投与することはもはや適切ではなく，個々の患者の病態に応じて適応を考慮すべきである．

【文献】

1) Cook DJ, et al. N Engl J Med. 1994. PMID [82844001]
2) Shuman RB, et al. Ann Intern Med. 1987. PMID [3548524]
3) Mutlu GM, et al. Chest. 2001. PMID [11296191]
4) Herzig SJ, et al. JAMA. 2009. PMID [19470989]
5) Janarthanan S, et al. Am J Gastroenterol. 2012. PMID [22710578]
6) Kwok CS, et al. Am J Gastroenterol. 2012. PMID [22525304]
7) Cook DJ, et al. Crit Care. 2001. PMID [11737927]
8) Andersson B, et al. Br J Surg. 2005. PMID [15672438]
9) Bruno JJ, et al. J Oncol Pharm Pract. 2009. PMID [18753185]

〈吉田浩輔　志馬伸朗〉

X．栄養／消化器

7 重症急性膵炎に安易に大量輸液をする

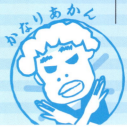

症例　60歳代男性

重症急性膵炎と診断され，ICU入室となった．
入院時Ht 52%（1カ月前受診時Ht 40%）と顕著な血液濃縮を認めた．血圧90/50mmHg．
「重症急性膵炎だ！！　初日は8L輸液だ.」
その後，著明な腹部膨満を認め腹部コンパートメント症候群（ACS: abdominal compartment syndrome）と診断された．

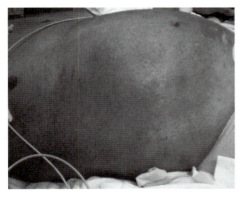

図1▶著明な腹部膨満がみられた

　かつては熱傷を除くと疾患を問わず「輸液はドライサイドで管理するのが基本」とする考えが根強かった．現在大きく方向性が変わり，例えば重症敗血症に対してはSurviving Sepsis Campaign Guidelineが浸透し，初期輸液負荷の重要性が広く理解されようになった．同様に近年，重症急性膵炎に対しても初期大量輸液が推奨される．

　急性膵炎ガイドライン2010（日本膵臓学会）[1]に，「炎症に伴う循環血漿量低下を補うために細胞外液補充液を用いて十分な輸液療法を行うべきである：推奨度A」「（1日必要水分量として）60〜160mL/kgが必要となる」「重症例において入院当日に7,787±4,211mL，第2病日以後4,000〜5,000mL」と

ある．「初日は8L輸液」ルールの認知度は高く重症急性膵炎患者ICU入室時に，「初日は輸液8Lを入れてください」と依頼されるケースが多い．しっかり輸液を行うことにより血管内ボリュームを保ち臓器血流を維持するという考えは，敗血症管理のみならず重症急性膵炎に対しても浸透したといえる．

一方，敗血症あるいは重症急性膵炎管理において「とりあえず大量輸液をしておけばよい」という風潮の危険性を感じるときがある．急性膵炎ガイドラインには，「大量急速輸液（10〜15mL/kg/h，13.5±6.6h）群において有意に人工呼吸装着・ACS・敗血症発症率・死亡率が高い」「たとえ重症急性膵炎であっても急速な輸液を長時間行い続け，過剰輸液となることが予後に悪影響を及ぼすことを示している」とある．そして，平均動脈圧（$\geqq 65mmHg$）と尿量（0.5〜1mL/kg/h）を指標にすることを求めている．これら安易な大量輸液をいましめる文章は十分に理解されず，「初日は8L輸液」が強調されやすい．

ACSは，腹圧内圧上昇により腹部臓器・後腹膜臓器（腎臓）の機能低下のみならず横隔膜挙上により呼吸機能低下，さらに心拍出量低下を引き起こすなど多臓器不全につながる恐ろしい疾患である．さらに，ACSは消化器部門の医師の間において，いまだ知名度が高いとはいえないことに最大の問題がある．ACSは外傷を原因とすることが多いことが，外傷を扱う頻度の少ない施設・部門においては，知名度の低さにつながるのかもしれない．しかし，重症急性膵炎での発症は決して珍しくない．

ACSへの対処は難しい．往々にして「腹水を抜けばよい」と捉えられがちである．重症急性膵炎の病態は腹腔内広範囲熱傷といえる状態であり，組織が膨化することにより腹腔内圧が上昇する．画像所見にて腹水が相当量あるのなら腹腔穿刺をトライする価値があるが，真のACSでは効果は乏しく，開腹し除圧を図らなければならない．しかし「ACS（非外傷原因）に対して開腹」という発想は外傷救命センターでは違和感なくうけとめられるであろうが，一般病院では「腹部コンパートメント症候群とは？」から説明しなければいけないケースもあるだろう．"避けられない"ACSは多いが，輸液を適量に保つことによりACSに陥る確率をできる限り下げるべきである．「入れすぎ」は「入れなさすぎ」と同じ悪と認識すべきである．

敗血症性ショックに対して，中心静脈圧（central venous pressure：CVP）値・混合静脈血酸素飽和度などを指標に輸液・カテコラミン投与を行う EGDT（early goal-directed therapy）は，敗血症の治療成績を全世界的に改善したとして一世を風靡した．しかし，Rivers らが提唱した 2001 年から十数年がすぎ，2014 年より EGDT に対して批判的なランダム化比較試験（randomized control trial: RCT）がたて続けに発表された．それらの RCT に共通した特徴がある．EGDT 群に対して設定されたコントロール群（通常治療群）は，CVP 値・混合静脈血酸素飽和度などを使用せず一定量輸液（EGDT 群より少ない）・敗血症早期認知・抗生物質早期投与・肺保護換気など「やるべきこと」がしっかり行われた．通常治療群の血圧回復は遅れたが，長期死亡率（60 日・90 日など）に差はなかった．

　敗血症研究におけるこれらの結果は示唆的である．重症急性膵炎管理においても，「とりあえず輸液を入れればよい」ではなく，CVP 値や血圧の回復も一つのパラメーターにすぎないことを理解し，「やるべきこと」を総合的に追及する姿勢が求められる．

【文献】

1) 急性膵炎ガイドライン 2010 改訂出版委員会，編．急性膵炎ガイドライン 2010．http://www.suizou.org/etc.htm
2) 小尾口邦彦．輸液療法．ARDS の治療選択．東京：羊土社; 2014．p.198-203．
3) 若竹春明，他．INTENSIVIST．2009; 1: 553-64．

〈小尾口邦彦〉

8 高アンモニア血症＝肝性脳症と診断する

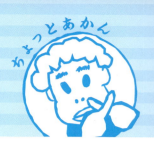

　アンモニアはおもに肝で代謝されるが，代謝されないアンモニアが蓄積すると神経毒性で脳症が出現すると考えられている．アンモニアが上昇する病態は数多くあるため（表1），血漿アンモニア値のみでは肝性脳症の診断やスクリーニングには不十分である．肝性脳症の診断には病歴や身体診察が重要であり，精神状態が変化する他疾患の除外や，消化管出血や感染症，腎障害，脱水など意識障害を増悪させるような誘因がないかどうかを評価することが重要である．

　慢性肝障害の重症度評価目的で血漿アンモニア値を測定することの意義は，明らかなエビデンスに基づいていない．慢性肝障害患者の場合，肝性脳症は臨床的評価により行われるべきで，検査値で診断されるわけではない．肝性脳症の診断がついた患者においても，血漿アンモニア値のモニタリングはベッドサイドでの臨床症状評価に勝るものではなく，血漿アンモニア値と脳症の重症度とは相関していない．

　以下に，高アンモニア血症をきたす病態のなかで，特に注意する病態を3つあげる．

表1　高アンモニア血症をきたす病態

- 重篤な肝障害，末期肝硬変
- 門脈全身シャント
- 消化管出血
- 腎障害
- アルコール摂取
- 代謝異常（アミノ酸代謝異常，尿素サイクル異常，カルニチン欠乏症など）
- 激しい運動
- 喫煙

a. バルプロ酸内服患者

　てんかん患者は，抗てんかん薬としてバルプロ酸（デパケン®，セレニカ®など）を内服していることが多い．抗てんかん薬は，いったん開始すると服薬期間が長期にわたる場合が多いため，副作用の理解が必要である．

　たとえば，てんかんを有する患者が意識状態の変化や説明のつかない嗜眠，悪心嘔吐などで救急外来に搬送された際には，てんかん発作と診断する前に血漿アンモニア値を測定するべきである．これは，バルプロ酸の重要な有害作用として，肝毒性，膵炎，血小板減少症，催奇形性の他に高アンモニア血症があるからである．このような場合に，安易にてんかん発作の再燃と考え内服量を増量させると，高アンモニア血症を増悪させ，さらなる意識状態の悪化を招く可能性がある．治療は，抗てんかん薬をいったん中止することである．

　バルプロ酸は，ミトコンドリア内膜に存在し，脂肪酸β酸化の前過程において重要な役割を果たすカルニチンの血中濃度を低下させる．カルニチン低下は，ミトコンドリアにおけるATP産生を減少させ，尿素サイクルの機能を低下させることにより，高アンモニア血症をきたすとされている．

b. けいれん後

　アンモニアは肝だけではなく，骨格筋でも代謝されるため，激しい運動後にアンモニア値が上がることがある．これは筋肉でのAMP（アデノシン一リン酸）→ IMP（イノシン一リン酸）の脱アミノ化反応によるものとされる．血漿アンモニア高値は，けいれん後3時間程度持続するといわれる．患者のけいれんが目撃されていない場合は，診断が困難な場合がある．肝硬変の身体所見や病歴のない患者が単なる「意識障害」として救急搬送された場合，アンモニア高値がけいれんを疑う一助となるかもしれない．

c. 尿路感染症

　肺炎，尿路感染，胆道感染などの感染症が原因で意識障害が生じることがある．感染症が原因の意識障害のなかで，閉塞性尿路感染症により意識障害をきたした症例における高アンモニア血症の報告がみられる．その機序は，ウレアーゼ産生菌*が産生した尿中アンモニアが吸収されることで高アンモニア血症をきたすと考えられている．

まとめ

- 肝性脳症かどうかの診断は，詳細な病歴聴取と身体所見観察から始める．
- 意識状態・精神状態に異常を認める場合，除外疾患を鑑別したうえで，アンモニア値を測定し，それが高値であれば高アンモニア血症をきたす病態をつきとめ，誘因の除去や治療を行う．
- 肝性脳症と診断されれば，肝性脳症の誘因除去や栄養療法を行い，ラクツロースや分岐鎖アミノ酸製剤による薬物療法を選択する．
- 臨床的徴候のない高アンモニア血症は，治療の対象ではない．

*ウレアーゼ産生菌とは：尿素分解酵素のことであり，多くの嫌気性菌がもつ．尿素を二酸化炭素とアンモニアに分解する．

【文献】
1) Ge PS, et al. JAMA. 2014. PMID [25117134]

〈蒲池正顕　小尾口邦彦〉

9 糖尿病性ケトアシドーシス(DKA)治療においてインスリン投与を優先する

症例 24歳男性

数日前から口渇あり水分を多めにとっていた.来院前日の夜から気分不良,食事もとれずに一晩様子をみていたが,当日朝になっても起き上がれず朦朧としているため家族が救急要請.

来院時所見:意識 JCS I-1,血圧 85/40 mmHg,心拍数 120/min,呼吸数 22回/min,体温 37.2℃,口腔乾燥著明,明らかな四肢麻痺なし,胸腹部所見なし.

検査所見:

血液ガス:pH 6.98,PCO_2 22 Torr,PO_2 85 Torr,HCO_3 7.7 mmoL/L,BE － 22.5 mmoL/L

血算生化学:WBC 18,000/μL,Hb 11.0 g/dL,Plt 23万/μL,CRP 0.5 mg/dL,BUN 65 mg/dL,Cre 1.9 mg/dL,Na 130 mmol/L,K 6.6 mmol/L,Cl 88 mmol/L,Glu 840 mg/dL

尿:ケトン体(3＋)

当直医により,インスリン投与が指示された.

a. 背景

糖尿病性ケトアシドーシス(diabetic ketoacidosis:DKA)はインスリン量の絶対的欠乏によって起こり,若年糖尿病患者の死亡原因となりうる,危険な内分泌緊急疾患の1つである.小児・思春期患者の1型糖尿病の初発症状であることや,1型糖尿病患者のインスリンの中断や感染症などが契機となって起こることが多く,また2型糖尿病患者でも,大量の糖負荷により起こり得る.

b. 病態

DKA患者は高血糖,脱水,ケトアシドーシスの状態で受診することが多い.

インスリン治療が十分ではなかったり，心筋梗塞や感染症などによるストレスがかかった状態では，インスリン拮抗ホルモン（コルチゾール，カテコールアミン，グルカゴンなど）が放出される．インスリン拮抗ホルモンは異化作用をもち，血糖値を上昇させるが，相対的もしくは絶対的インスリン不足の患者では，血糖が細胞内に取り込まれず利用されない．適切な基質がない状態では脂肪が分解され，結果的にケトン体（主にβ-ヒドロキシ酪酸）が産生され，高アニオンギャップ型の代謝性アシドーシスを引き起こし，このアシドーシスと著明な脱水が，DKAにおける死因となりうる．

c. 治療（図1参照）

DKAの治療は，基礎疾患の治療はもちろんだが，脱水の補正とアシドーシスの補正がまずは重要であり，それと併せて血糖の補正，電解質の補正が必要である．アシドーシスの影響で来院時の血清K値はみかけ上，上昇していることが多いが，高血糖による浸透圧利尿により腎臓はKを濾過し，実際は体内の総K貯蔵量は減少している．

DKAと診断されると，高血糖の値につい目を奪われ，インスリン投与による血糖補正が急がれがちだが，上記の理由からK値を確認するまではインスリンの投与をしてはならない．

脱水とアシドーシスの補正に伴いK値は急激に減少し，Kを補充しないときに致死的不整脈を起こすレベル（2mEq/L以下もあり得る）まで低下する．持続的インスリン投与を開始するとKはさらに低下する．つまり，インスリン投与の前に血清K値をチェック，インスリン投与開始後は2〜3時間おきの厳密なKチェックが重要であり，K＜3.3mEq/Lであれば，インスリン投与は中止すべきである．

高度脱水のときに輸液不十分な状態でインスリンを投与しても，末梢循環不全のために効果が出ないばかりか，糖や水が一気に細胞内に入り，ショック・循環虚脱を起こしてしまう．

以上から，DKAの治療はまず輸液を優先させ，初期輸液は最初の2時間で生理食塩水を約2L投与する．

"Don't insulin first, infusion first."

著しい血管内低容量時には大量輸液を要する．ただし腎機能が悪いと，浸透圧利尿すら起こらずに脱水が高度ではない状態でケトアシドーシスになってい

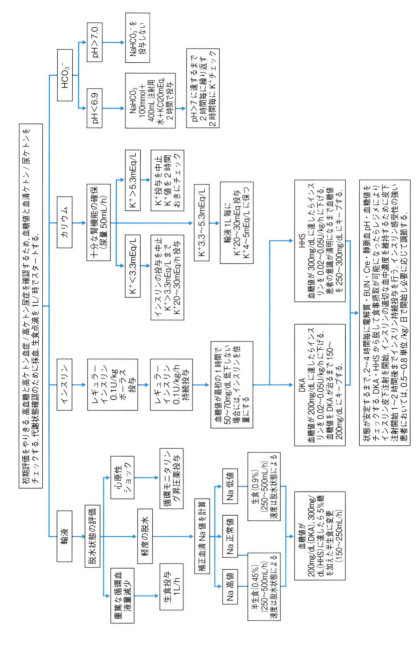

図1 ▶ 糖尿病性ケトアシドーシス・高浸透圧高血糖症候群の治療方針 (小尾口邦彦. 治療. 2014; 96: 1088-93)[1]
DKA: diabetic ketoacidosis, HHS: hyperosmolar hyperglycemic syndrome

る場合があり，盲目的に輸液負荷をすることで肺水腫や心臓に負荷をかけることになる危険性もある．この場合はインスリン中心の治療や場合によっては腎代替療法を検討することになる．

d. 補足

臨床の現場において，DKA の初期治療ではまずは生理食塩水投与を開始する．ある程度の脱水が補正されれば（脱水の程度が軽度であれば），腎機能の問題などを考慮すると厳密には正常～高 Na に対しては半生理食塩水が望ましく，低 Na に対しては生理食塩水投与を継続する．

ときにみられる低 Na は「偽性低 Na 血症」とよばれる．血清高浸透圧により細胞内の水分が細胞外へ移動しているものであり，以下の計算式により補正できる．

$$補正 Na = 測定 Na + (実測血糖値 - 100) \times 1.6 \div 100$$

補正 Na を求め，それにより輸液を生理食塩水か半生理食塩水かを決める．輸液により循環が改善され，組織のインスリンへの反応と糸球体濾過率が改善されるため，血糖値は輸液のみでも降下し始めるが，DKA の根本的な問題として飢餓状態であることと，ブドウ糖利用障害がある．

血糖値が低下しても飢餓状態が改善されているかどうかは，ケトン体産生の消失が判明するまではわからず，それはアニオンギャップの改善によって判明される．そのため，血糖値が 250～300mg/dL まで低下した際にブドウ糖を補充する必要があり，アニオンギャップが正常化する（アシドーシスが改善する）までは，インスリン投与は中止しないことが重要である．

【文献】

1) 小尾口邦彦．プライマリ・ケアで遭遇する救急疾患 糖尿病性代謝失調．治療．2014; 96: 1088-93．

〈蒲池正顕　小尾口邦彦〉

1 ICUでの貧血に対する鉄剤投与

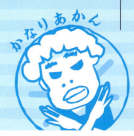

　ICU 患者のヘモグロビン（Hb）低下はよく遭遇する病態である．Hb 低下は酸素運搬量を悪化させ組織の酸素需要供給バランスを悪化させる．輸血による Hb 値の是正が最も頻繁に行われている治療であるが，Hb 低下および輸血量は ICU 滞在期間の延長，死亡率と関連する因子である[1]．コストや安全面の観点から，輸血以外の貧血治療も考慮される．ICU 患者の骨髄では鉄欠乏状態での赤血球産生が行われていることが証明されており[2]，ICU 入室患者の Hb 低下に対して鉄剤投与が試みられてきた．

　ICU 患者における Hb 低下の原因は，頻回の血液喪失（出血や頻回の採血など），炎症，希釈など多因子が関与している．炎症による Hb 低下の機序は，①赤血球の寿命短縮，②エリスロポエチンの産生および効果の抑制，③鉄代謝異常（特に赤血球を産生する骨髄から血中フェリチンへの分布異常）がある．ICU 患者で Hb 低下，血清鉄低下，フェリチン値上昇はしばしば遭遇する血液検査異常であり，炎症による鉄代謝異常によるものと考えられることから，機能的鉄欠乏性貧血（functional iron deficiency）とよばれている．ICU での鉄欠乏性貧血の診断はフェリチン値のみでは説明しがたい．

　ICU における機能的鉄欠乏性貧血に対して，鉄剤投与が有効であるか否かは議論の余地がある．鉄剤投与は感染症の増加や酸化ストレスというデメリットが指摘されているうえ，臨床試験が少ない．

　外科系疾患において，経口鉄剤投与が，感染症を増やすことなく Hb を改善させ輸血量を減少させたという報告があるが[3]，この研究では経口摂取できる周術期の患者が対象であり，ICU 患者に普遍的に適応されるかは疑問が残る．

　2014 年の外傷患者に対する鉄剤投与についての多施設ランダム化比較試

験において，Hb 低下をきたした外傷患者のうち 90％は血清鉄低下を認め，43％は血清フェリチン値の上昇を認めた．この試験では，鉄剤投与は血清フェリチン値を上昇させるものの，Hb 値や輸血投与量に影響しなかったため，外傷患者の Hb 低下においてルーチンで鉄剤を投与することは推奨されないと結論されている．

　貧血が摂取不足による鉄欠乏性貧血であるのか，鉄代謝異常による機能的鉄欠乏性貧血なのかを考えた上で，鉄剤を投与するかどうかを検討する必要がある．

【文献】
1) Pieracci FM, et al. Crit Care Med. 2014. PMID [25015131]
2) Pieracci FM, et al. Surg Infect (Larchmt). 2009. PMID [19245362]
3) Corwin HL, et al. JAMA. 2002. PMID [12472324]

〈濱中訓生　志馬伸朗〉

XI．血液・凝固

2　Hb 値のみを目標とした輸血療法

　赤血球濃厚液輸血は，急性あるいは慢性の出血に対する補充あるいは貧血の急速な補正を必要とする患者に使用する．慣習的に行われてきた赤血球輸血のいわゆる 10/30 ルール〔Hb 値 10g/dL，ヘマトクリット（Ht）値 30％以上にすること〕は近年では根拠のないものとされている．軽度の貧血であれば，血液粘性減少により血管抵抗が減少するため心拍出量は増加し，2, 3-DPG 増加により酸素解離曲線の右方シフトが起こるため，酸素運搬能は代償されている．全身状態が良好な患者で循環血液量が正常に保たれていれば，Ht が 24〜27％，Hb が 8.0〜9.0g/dL であっても問題がないと考えられる．生理学的には Hb が 6.0〜7.0g/dL であっても生体は耐えられると考えられている．多くのランダム化比較試験（RCT）において，Hb 7g/dL 程度を目標とした輸血療法は Hb 10g/dL を目標とした輸血療法と比較して輸血量が減少し，合併症の発生率が減る可能性が示されている[1-3]．このため，低めの Hb を目標とした輸血戦略が輸血時の標準的診療となっている．しかし，低めの Hb 値では，出血や心機能低下などが起きた場合に対処できる予備能が少ないと考えるべきである．例えば重度の冠動脈疾患あるいは肺機能障害や脳循環障害を有する患者においては，高度の貧血は避けるべくやや高めの Hb を目標に輸血を考慮することは適当であろう．

　上記の患者の Hb 値に関する基本事項を十分に理解した上で，患者の心肺機能，循環血液量などの全身状態を把握して赤血球輸血の必要性の有無を決定する必要がある．さらに，Hb 7g/dL という数値のみを目標とした輸血戦略が問題となる病態がある（下記）．Hb 値だけでなく全身状態を把握したうえで的確な判断を行うべきである．

1）慢性貧血

　元々低 Hb 値である患者は，代償性に循環血漿量は増加しており，赤血球濃厚液投与により急速に貧血の是正を行うと，心原性の肺水腫を引き起こす危険性がある．

2）うっ血性心不全

うっ血性心不全患者は希釈性に貧血が生じている可能性があり，その根本的治療は利尿による循環血液量の是正である．循環血液量が減少しうっ血症状が改善するとともに希釈性に生じていた貧血も徐々に改善される．このような患者に対し，Hb 7g/dL を下回ったという理由だけで輸血をするとうっ血を増悪させる可能性がある．循環血液量が是正された状況を想定の上で輸血の判断が必要となる．

3）脱水

脱水により循環血液濃縮が生じている状況では，循環血液量を是正した際には強い貧血が生じるため，Hb 7g/dL を下回るまで輸血を控えていると低心拍出量と低 Hb 血症の組み合わせにより，全身への酸素供給が極端に減少する可能性がある．同様に，循環血液量が是正された状況を想定の上で輸血の判断が必要となる．

4）持続大量出血

出血が継続している患者，特に大量出血している患者では，循環血液量の是正と貧血の是正を同時に行う必要がある．また，Hb 7g/dL 以下を輸血基準としていると出血量が増加した際に輸血の準備や施行などの対応が遅れる．

【文献】

1) Hebert PC, et al. N Engl J Med. 1999. PMID [9971864]
2) Murphy GJ, et al. N Engl J Med. 2015. PMID [25760354]
3) Carson JL, et al. N Engl J Med. 2011. PMID [22168590]

〈江木盛時〉

XI．血液・凝固

3 DIC を適切に診断しない

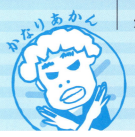

　重症患者は，しばしば播種性血管内凝固症候群（disseminated intravascular coagulation：DIC）をきたす．DIC は致死率の高い病態であり，DIC 恐怖症医師は多いのではないだろうか．「発熱＋血小板減少＝ DIC」という推論で早期診断されている症例をときにみかける．ひどい場合には「血小板減少＝ DIC」というケースすらある．いくら DIC が怖いといっても，「まずは正確な診断を行う」ことが当然のことである．

　有名な診断基準には 1988 年に改定された「厚生省 DIC 診断基準」，2005 年に日本救急医学会から発表された「急性期 DIC 診断基準」などがある．厚生省 DIC 診断基準は広く用いられてきたが，問題点が指摘されている．敗血症に代表される線溶抑制型 DIC では fibrinogen degradation products（FDP）の増加が目立たず，炎症反応を反映してフィブリノゲンが増加する．厚生省 DIC 診断基準はフィブリノゲン低下をスコアに入れているため診断感度が低

表1　急性期 DIC 診断基準

スコア	SIRS	血小板（/mm³）	PT 比	FDP
0	0〜2	≧ 12 万	< 1.2	< 10
1	≧ 3	≧ 8 万 < 12 万 or 24 時間以内に 30%以上の減少	≧ 1.2	≧ 10 < 25
2				
3		< 8 万 or 24 時間以内に 50%以上の減少		≧ 25

DIC　4 点以上
SIRS：systemic inflammatory response syndrome
PT：prothrombin time

■ 表2 ■ 鑑別すべき疾患および病態

診断に際して DIC に似た検査所見・症状を呈する以下の疾患および病態を注意深く鑑別する.
1. 血小板減少
    a. 希釈・分布異常
        1) 大量出血, 大量輸血・輸液, 他
    b. 血小板破壊の亢進
        1) ITP
        2) TTP/HUS
        3) 薬剤性 (ヘパリン, バルプロ酸など)
        4) 感染 (CMV, EBV, HIV など)
        5) 自己免疫による破壊 (輸血後, 移植後など)
        6) 抗リン脂質抗体症候群
        7) HELLP 症候群
        8) SLE
        9) 体外循環, 他
    c. 骨髄抑制, トロンボポエチン産生低下による血小板産生低下
        1) ウイルス感染症
        2) 薬物など (アルコール, 化学療法, 放射線療法など)
        3) 低栄養 (Vit B_{12}, 葉酸)
        4) 先天性/後天性造血障害
        5) 肝疾患
        6) 血球貪食症候群 (HPS), 他
    d. 偽性血小板減少
        1) EDTA によるもの
        2) 検体中抗凝固薬不足, 他
    e. その他
        1) 血管内人工物
        2) 低体温, 他
2. PT 延長
        1) 抗凝固療法, 抗凝固薬混入
        2) Vit K 欠乏
        3) 肝不全, 肝硬変
        4) 大量出血, 大量輸血, 他
3. FDP 上昇
        1) 各種血栓症
        2) 創傷治癒過程
        3) 胸水, 腹水, 血腫
        4) 抗凝固薬混入
        5) 線溶療法, 他
4. その他
        1) 異常フィブリノゲン血症, 他

ITP: idiopathic thrombocytopenic purpura, TTP: thrombotic thrombocytopenic purpura,
HUS: hemolytic uremic syndrome, CMV: cytomegalovirus, EBV: Ebstein-Barr virus,
HIV: human immunodeficiency virus, SLE: systemic lupus erythematosus,
EDTA: ethylenediaminetetraacetic acid, HPS: hemophagocytic syndrome

下しており，DIC の確定診断には適するが早期診断には不向きとされた．

　この問題を解決するために作られたのが急性期 DIC 診断基準である．一般的な検査項目のみで構成され日常診療で簡単に使える．全身性炎症反応症候群 (SIRS: systemic inflammatory response syndrome) の概念を取り入れて全身状態を評価していること，血小板数は経時的変化にも着目していることなどで感度を上げている．簡便であり感度が高いことが急性期 DIC 診断基準の長所である．

　しかし，感度が上がったために特異度は低い．凝固活性化や線溶活性化を反映するマーカーを使用していない点も特異度の低さにつながる．そこで，この診断基準を有効活用するためには除外すべき疾患が多数あることを知らねばならない．そもそも急性期 DIC 診断基準は血液悪性腫瘍や固形がんに合併した DIC には適用できないが，それ以外にも除外すべき疾患は多岐にわたる．

　急性期 DIC 診断基準のうち表 1 が最も有名であろう．逆に表 2「鑑別すべき疾患および病態」の認知度は低い可能性がある．しかし，表 2 で除外鑑別した後に表 1 で DIC と診断するよう，急性期 DIC 診断基準には明記されている．例えば血栓性血小板減少性紫斑病 (TTP: thrombotic thrombocytopenic purpura) や溶血性尿毒症症候群 (HUS: hemolytic uremic syndrome)，血球貪食症候群 (HPS: hemophagocytic syndrome) は DIC とは異なる特殊な治療方法が求められる．また，ヘパリン起因性血小板減少症 (HIT: heparin induced thrombocytopenia) では血小板輸血が禁忌である．安易な DIC 診断は間違った治療や治療開始の遅れ，ひいては予後悪化に直結する．

　繰り返しになるが，DIC は除外診断であることを忘れないことが重要である．

　本稿における表 1（診断基準）は実際には急性期 DIC 診断基準においては「表 4」であり，表 2（鑑別）は「表 2」である．「急性期 DIC 基準の点数表をみる前に鑑別しなさい」というメッセージがこめられているのである．

〈浜崎幹久　小尾口邦彦〉

薬剤関連　I. 副作用

1. NSAIDs の多彩な副作用

　非ステロイド性抗炎症薬（non-steroidal anti-inflammatory drugs：NSAIDs）の最も重要な副作用は胃粘膜傷害である．「痛み止めは胃を悪くする」から使いたくないと心配する患者もいる．これに配慮してレバミピド（ムコスタ®）やテプレノン（セルベックス®）などの胃粘膜保護薬が同時処方されることも多いが，その臨床的効果に関する知見は限られている．プロトンポンプ阻害薬や H_2 受容体拮抗薬，とりわけランソプラゾール（タケプロン®）やエソメプラゾール（ネキシウム®）は胃潰瘍または十二指腸潰瘍の再発抑制に適応がある．ただし一次予防に適応を有する薬剤はない．

　NSAIDs は，胃粘膜傷害のみならず，腎血流量の低下から腎機能低下・浮腫・体重増加を招き，慢性心不全や高血圧を悪化させる．過敏症として喘息や薬疹，血管浮腫，ショックを呈することもある．アスピリン喘息は当然として他の気管支喘息についても禁忌であるため，併存疾患・既往歴の聴取が欠かせない．

　NSAIDs と他剤の薬物相互作用には，ワルファリンの効果増強，スルホニル尿素薬の効果増強，ニューキノロン系抗菌薬との併用でのけいれんなどがある．

　このように，NSAIDs の副作用は決して少ないとはいえない．OTC（over the counter）医薬品にも NSAIDs が含まれている．胃潰瘍や腎不全，心不全患者を担当するときや上記の相互作用を有する薬剤を処方するときには，市販の NSAIDs を安易に使用しないよう注意を促す必要がある．

〈浜崎幹久　小尾口邦彦〉

薬剤関連　I. 副作用

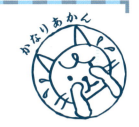

2. 投与前・投与中に腎機能をチェックすべき薬剤

　投与前に腎機能を確認しなければならない薬剤は多い．添付文書には腎機能に応じた減量が必要と指示されているものの，具体的な用量が記載されていない薬剤もある．日本腎臓病薬物療法学会が作成した「腎機能低下時に最も注意が必要な薬剤投与量一覧」が参考となる．同表から急性期治療で頻用される注射剤を一部抜粋し表 1 に記した．

表 1　腎機能に応じた用法用量の調整が必要な薬剤の 1 例（注射剤のみ，抗菌薬は除く）

薬剤名	常用量	GFR または CCr (mL/min)			血液透析（HD）腹膜透析（PD）	薬剤性腎障害
		30〜59	15〜29	<15		
ミダゾラム（ドルミカム®）	適量				50%に減量	―
ミルリノン（ミルリーラ®）	50μg/kg を 10 分かけて静注後，0.5μg/kg/min で点滴	腎機能に応じて 10〜50%に減量			0.25μg/kg/min から開始	―
ファモチジン（ガスター®）	1 回 20mg を 1 日 2 回	1 日 20mg を 1 日 1 回または 1 回 10mg を 1 日 2 回		1 回 5mg を 1 日 1 回		○
トロンボモデュリンアルファ（リコモジュリン®）	1 回 380U/kg を 1 日 1 回		適宜 130U/kg に減量		HD 患者には 130U/kg	―
アムホテリシン B（ファンギゾン®）	1 回 0.25〜1mg/kg を 1 日 1 回	使用不可			無尿の患者には 1 回 0.25〜1mg/kg を 1 日 1 回	○
フルコナゾール（ジフルカン®）	1 回 50〜400mg を 1 日 1 回	1 回 50〜200mg を 1 日 1 回			1 回 50〜200mg を週 3 回，HD 患者は HD 日には HD 後	○
アシクロビル（ゾビラックス®）	1 回 5mg/kg を 1 日 3 回，脳炎・髄膜炎では 1 回 10mg/kg まで増量可	1 回 5mg/kg を 1 日 2 回	1 回 5mg/kg を 1 日 1 回	1 回 2.5mg/kg を 1 日 1 回	1 回 3.5mg/kg を週 3 回，HD 患者では HD 日には HD 後	○
ペラミビル（ラピアクタ®）	1 回 300〜600mg を 1 日 1 回	1 回 150mg を 1 日 1 回	1 回 100mg を 1 日 1 回		初回 100mg，以後は HD の 2 時間後に 100mg 追加する．CAPD では初回 100mg，以後は 1 日おきに 100mg 追加する	―

（日本腎臓病薬物療法学会作成の「腎機能低下時に最も注意が必要な薬剤投与量一覧」から一部を抜粋，改変）

重症患者では経過中に腎機能が変動することも多く，初回の投与量がそのまま継続できるとは限らない．一方，薬剤性腎障害をきたす可能性のある薬剤もあり，投与中は頻回に腎機能を確認する必要がある．

〈浜崎幹久　小尾口邦彦〉

薬剤関連　I. 副作用

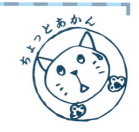

3. ヘパリン，ワルファリンのリバース

a. ヘパリンのリバースにプロタミンをボーラス投与する

　プロタミンはヘパリンの抗凝固作用を拮抗するために投与される．ヘパリンはアンチトロンビン（AT-Ⅲ）と結合し抗凝固作用を発揮する．より親和性の高いプロタミンが存在すると，ヘパリンは AT-Ⅲ から解離し生理学的に不活性な安定複合体ヘパリン–プロタミンを形成するため，ヘパリンの抗凝固作用を拮抗できる．ヘパリン 1,000 単位に対してプロタミン 10 ～ 15mg を希釈せずに投与する．

　プロタミンをボーラス投与すると，重度の低血圧・徐脈・肺高血圧・アナフィラキシー反応などが起こり，血行動態悪化の引き金となるため，厳重な血行動態モニタリングのもとで投与すべきである．

　重度の低血圧を起こすいわゆる"プロタミンショック"の機構はいまだ不明な点が多いが，肥満細胞からのヒスタミン放出を介する反応が示唆される．また重篤な肺血管収縮による急激な肺高血圧がプロタミン投与直後生じる．これは，ヘパリン–プロタミン複合体から産生される物質（トロンボキサンなど）が原因と考えられている．重度の肺高血圧，右心不全，極度の低血圧を呈し，補助循環が必要な場合もある．

　プロタミンに対する反応が重篤になる危険因子として，インスリンを使用している糖尿病患者，魚アレルギー，精管切除術を受けた男性，プロタミン投与の既往などがあげられる．

　プロタミンは，インスリン製剤の添加物としても使用されている．インスリンにプロタミンや亜鉛を添加すると，インスリンを結晶化させ，皮下投与後の溶解時間を延長させることができるため，中間型および混合型のインスリン製剤にはプロタミンが添加されている〔プロタミン含有インスリン（neutral protamine Hagedorn insulin：NPH）〕．

　そのため，以前に NPH の使用歴があると，プロタミンに対して免疫学的に

感作されている可能性があり，プロタミン投与によって重篤なアナフィラキシー様反応を起こしうる．

また，プロタミンはサケ科などの魚の精巣から得られる分子量2,000〜12,000の多成分系の塩基性ポリペプチドで，精子のDNAに結合した状態で存在するといわれており，魚アレルギーや精管切除術を受けた男性も，プロタミン投与の際は注意が必要である．

以上より，プロタミンは，ボーラス投与を避け緩徐に投与（10分間で50mg以下の速度）する．なお，ヘパリンの半減期は約1〜2時間であるが，プロタミンの半減期は約2分で，プロタミンがヘパリンより先に効力を失うことも知っておく．

b. ワルファリンのリバースにケイツーをボーラス投与する

ワルファリンは血栓塞栓症の予防・治療の目的で広く用いられる．

ワルファリンは循環血液中の血液凝固因子に直接作用せず，肝臓でビタミンK依存性凝固因子Ⅱ・Ⅶ・Ⅸ・Ⅹの合成を阻害することでトロンビン活性を抑制して抗凝血作用，血栓形成予防作用を発揮する．

しかし，治療中に脳出血などの合併症を起こす．抗凝固療法中の頭蓋内出血の急性期死亡率は約50％とも報告されている[1,2]．そのためワルファリンによる重篤な出血を認めた際は枯渇した因子を補充しビタミンKを補充する必要があり，治療選択肢としてはビタミンK，新鮮凍結血漿（fresh frozen plasma：FFP），rFⅦa〔遺伝子組換え活性型第Ⅶ因子製剤（ノボセブン®）〕，PCC（prothrombin complex concentrate：プロトロンビン複合体製剤）がある．PCCは欧米ではすでに認可されており，日本における導入も近い．使用可能になれば，ワルファリンを使用中の患者が多発外傷や脳出血を合併したという状況においてはPCCを第1選択薬として用いる可能性が高い．

ビタミンK製剤は，重篤な出血時において5〜10mg（ケイツー®1Aで10mg）の投与が標準的である．補正効果の発現には，内服であれば24時間程度，静注であっても約3時間以上を要する．

ビタミンKの静脈内投与の副作用に，アナフィラキシー反応がある．その発生率は10,000例中3例とされる．原因は解明されてはいないが，ビタミンK製剤の溶媒としてポリオキシエチレン硬化ヒマシ油による血管拡張や免疫反応といったアレルギーによる可能性が高いとされる[3]．

経口投与や皮下投与などの静脈投与以外でビタミンKを投与された患者でもアナフィラキシー反応は起こり得るが頻度は少ない[4]．ビタミンKを静脈内投与する場合は，30分で滴下し，1mg/分を超える速度で投与しないのが安全であろう．

【文献】
1） Sjoblom L, et al. Stroke. 2001. PMID［11692018］
2） Neau JP, et al. Cerebrovasc Dis. 2001. PMID［11306767］
3） Riegert-Johnson DL, et al. Ann Allergy Asthma Immunol. 2002. PMID［12392385］
4） Fiore LD, et al. J Thromb Thrombolysis. 2001. PMID［11406734］

〈蒲池正顕　小尾口邦彦〉

薬剤関連　I. 副作用

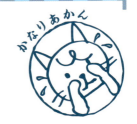

4. せん妄治療薬の使い分け：禁忌・副作用に注意

　せん妄，特に活発型せん妄においては抗精神病薬が頻用される．しかしせん妄の治療方法に関する質の高い臨床研究は乏しいこともあり，個々の施設で異なる実践がなされている．

　せん妄に対して使用される抗精神病薬について以下に整理した．ただし，多くの薬剤はせん妄への保険適応を有しない．投与に際しては，必要性や副作用について可能な限り家族にも説明することが望ましい．

a. ハロペリドール（セレネース®）

　注射剤が頻用される．静注は筋注よりも即効性が期待でき，15分前後で効果が出る．呼吸抑制や血圧低下は少なく，使いやすい薬剤である．しかし，入眠作用は弱く，「せん妄を治す＝眠らせる」と考えていると効果が実感できないかもしれない．興奮が強く時間の余裕がない場合には，やむを得ずベンゾジアゼピン系を併用することもある．

　副作用として悪性症候群や薬剤性Parkinson症候群があるが，最も注意すべきはQT延長症候群である．投与時には必ず心電図チェックを行い，QTc＞450msであれば中止する．副作用のParkinson症候群を懸念して抗Parkinson病薬のトリヘキシフェニジル（アーテン®）やビペリデン（アキネトン®）を同時投与する考え方もあるが，抗Parkinsom病薬はせん妄の悪化につながることに留意する．

b. リスペリドン（リスパダール®）

　非定型抗精神病薬はハロペリドールに比べて鎮静作用が強く，錐体外路症状は少ないのが特徴である．

　リスペリドンには内用液があり，嚥下困難な患者や内服拒否の強い患者にも口にふくませることによりしばしば使用される．内用液は30分ほどで効果が

発現し錠剤や散剤よりも即効性は高いため，せん妄治療には使いやすい．ただしおそらく口腔粘膜から吸収されるのではない．作用時間が長いことが欠点であり，「残りやすい」ことに注意する．定期投与は眠前よりも夕食後にすることが望まれる．添付文書上は「腎障害のある患者には慎重投与」となっているものの，腎障害の程度による用量調節の目安は設定されていない．

なお，リスペリドンの持効性筋注剤（リスパダールコンスタ®）は，十分な血中濃度に達するまで3週間かかるため，せん妄には使用できない．

c. クエチアピン（セロクエル®）

有効域が広く1錠（25mg）から4〜6錠程度まで調整できる．入眠作用が比較的強いため，せん妄ハイリスク患者の不眠に対して用いる．リスペリドンよりも作用時間が短く翌日までの作用遷延はまれである．この点においてせん妄対策薬品としてリスペリドンより使用が好まれるが，急激な血糖上昇をきたすため糖尿病には禁忌である．

【文献】

1) Barr J, et al. Crit Care Med. 2013. PMID [23269131]

〈浜崎幹久　小尾口邦彦〉

COLUMN ⑨

静注ステロイドと経口ステロイド の使い分け

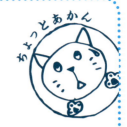

　点滴静注を施行しているときの「何か治療をしている印象」は絶大である．生理食塩水をゆっくり投与しているだけなのに，とてもしんどそうにやってきた患者が「点滴をしてもらって元気になりました！」とすたすた歩いて帰る場面に遭遇することもある．点滴静注のプラセボ効果を実感する瞬間ではあるが，静注が腸管からの吸収に頼る内服よりも効果が高い場合は多い．例えば，第3世代セフェム系抗菌薬経口剤の吸収（バイオアベイラビリティ）は低く，静注療法とは比較にならない．

　しかしステロイドはこれに当てはまらない．ステロイドは体内でステロイド受容体と結合し核内の遺伝子を介した抗炎症作用と免疫抑制作用を発揮するが，内服でも30分以内にほぼ100％吸収される．その発現速度も静注と内服で差がない．

　喘息発作や慢性閉塞性肺疾患の急性増悪における経口ステロイド投与と静注ステロイド投与の効果について評価した複数の研究で，死亡率や治療失敗率などの治療効果において差がないことが示されている．

　ただし，水にもともと難溶性のステロイドを溶けやすくするためにコハク酸エステルを側鎖につけた静注ステロイド（サクシゾン，ソルコーテフ，ソルメドロールなど）は，喘息患者の約10％を占めるというアスピリン喘息を悪化させてしまう恐れがある．経口ステロイドは水溶性にする必要がないためアスピリン喘息患者への内服も安全に行える．したがって，腸管浮腫が予想されるアナフィラキシーやショックなどで組織循環が低下していると思われるような重症例，嘔吐や呼吸苦などで内服ができない場合を除いては，非侵襲的な経口ステロイド投与の方が望ましいだろう．

さらに，静注ステロイドには，大量投与を可能にするという利点がある一方，血管確保の必要性という欠点もある．経口ステロイド内服の方が有益な場合があることも知り，適切に使い分けたい．

【文献】
1) de Jong YP, et al. Chest. 2007. PMID [17646228]
2) National Asthma Education and Prevention Program. J Allergy Clin Immunol. 2007. PMID [17983880]

〈加藤之紀　小尾口邦彦〉

薬剤関連　II. 電解質異常

1. 薬剤性高K血症・低K血症

　カリウム（K）は細胞内の主要な陽イオンであり，総量の98％は細胞内に存在し，わずか2％が細胞外液中に存在する．細胞内から細胞外への少しのKの移動が血清K濃度の急上昇を招く．細胞内K濃度を測定するのは容易ではなく，あくまでも臨床で測定できるのは血清K濃度である．

　摂取されたKはまず細胞外液に吸収され，その後，細胞内に移行するか体外に排泄される．細胞内への移行の方が速やかに起こるため，Kの急性調節は細胞内外の移行，慢性調節は腎からの排泄が主な役割を果たしている．

　細胞内へのK移行を促す因子として，インスリン，アルカローシス，β_2受容体刺激があげられる．一方，腎におけるKの排泄は尿流量とアルドステロン作用が主な調整因子となる．これらメカニズムの破綻が高K血症あるいは低K血症をきたす．

　薬剤性高K血症の原因として最も有名なのはアンジオテンシン変換酵素（ACE）阻害薬/アンジオテンシンII受容体拮抗薬（ARB）である．アルドステロン合成阻害によるK上昇を招く．スピロノラクトンなどアルドステロン作用を直接阻害する利尿薬もある．また，β遮断薬は細胞内へのK移行を阻害

表1　体液の電解質濃度

		細胞外液	細胞内液
陽イオン（mEq/L）	Na	142	10
	K	4	150
	Ca	5	5
	Mg	3	35
	計	154	200
陰イオン（mEq/L）		154	200

することでK上昇につながる．

　ナファモスタット（フサン®）が高K血症の原因薬剤であることも忘れてはいけない．その機序としてアルドステロン分泌を抑制するという説や腎集合管のナトリウムチャネルにK排泄を抑制する説などが提唱されており，いずれもK排泄抑制作用である．ただし，無尿の患者においてもナファモスタットによる高K血症が報告されている．これは，ナファモスタットが直接細胞に作用してKの細胞外移動が起こるためと推測される．「血液透析しているのにKが上昇する」ときはナファモスタットを投与していないか確認する．

　高K血症の発症要因を逆に考えればKが低下する機序もみえてくる．ループ利尿薬やサイアザイド系利尿薬は腎性K喪失を促進させる．また，低マグネシウム（Mg）血症がKの腎性排泄と細胞内移行を促進させることも知っておく．低K血症と低Mg血症はしばしば合併する．アムホテリシンBは高頻度にK低下をきたす薬剤であり，同時にMg低下をきたすことが少なくない．このようなときはKだけでなくMgも補充する必要がある．ただしアムホテリシンBは投与開始時に一過性に高K血症をきたす可能性もあるため，透析患者には透析施行中の投与が勧められる．

〈浜崎幹久　小尾口邦彦〉

薬剤関連　II. 電解質異常

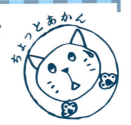

2. メイロン，グリセオール，アルブミンに伴う Na 負荷

　薬剤や輸液によって起こる医原性電解質異常はまれではない．代表的なものは漫然とした維持輸液の投与による低 Na 血症（3 号液の Na 濃度は 35mEq/L に過ぎない）や利尿薬による低 K 血症などがある．

　心肺停止などによる著明な代謝性アシドーシスや末梢性めまい，一部の中毒などに使用される炭酸水素ナトリウム（商品名メイロン®）は，臨床現場では 8.4%，7% などの剤形で使用することが多い．8.4% と半端な濃度にしているのは 1mL/1mEq に調節するためであり，つまり 20mL 投与すると $NaHCO_3$ が 20mEq，つまり Na も 20mEq 投与される．20mL を静注すると 1g 強，大体梅干し 1 個弱分ぐらいの Na が入っているというと少しイメージがしやすいだろうか．7% メイロン 250mL を投与すると，ほぼ 200mEq，つまり 12g 近くの Na が投与されてしまう．心不全が既往にある患者に減塩の食事を出しておきながら，軽い眩暈に対して大量のメイロンを投与するということがないよう注意すべきである．

　また，等張性アルブミン，頭蓋内圧亢進などに使用するグリセオールもその投与に伴う Na 負荷は大きい．5% アルブミンの Na 濃度は 160mEq/L 程度，グリセオールの Na 濃度は 150mEq/L 程度である．

表 1

剤形	Na 濃度	全量投与による Na 負荷量
8.4% メイロン 20mL	1000mEq/L	20mEq（1.17g）
7% メイロン 250mL	830mEq/L	208mEq（12.2g）
5% アルブミナー 250mL	160mEq/L	40mEq（2.35g）
グリセオール注 200mL	153mEq/L	30mEq（1.80g）

〈加藤之紀　小尾口邦彦〉

薬剤関連 Ⅲ. 配合その他

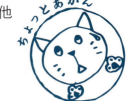

1. アンカロン®やアレビアチン®の生理食塩水による希釈

アミオダロン（商品名アンカロン®）は，除細動抵抗性の心室細動・心室頻拍といった致死性不整脈に対する薬物治療の第1選択として確固たる地位を築いている．心肺蘇生中や循環動態が不安定な不整脈時の各種薬剤投与はまさに切迫しており，ポケットの本やタブレットを引っ張り出して調べている余裕はなかなかない．緊急投与する薬剤の使用方法・希釈方法は，記憶しておきたい．しかし，アミオダロン投与に際しては注意点がある．

アミオダロンの薬物動態はやや複雑であり，脂溶性が高く脂肪組織などに広く分布するため血中濃度は緩徐に上昇する（＝なかなか上昇しない）．定常状態では，血液・心臓中の濃度より脂肪・肝臓・肺などにおける濃度の方がはるかに高く，半減期は14～107日と長くなる．表1のように，血液中に投与しても実際には肝臓や脂肪などを中心に分布していくため，急速血中濃度上昇が必要な致死的不整脈の際には，急速投与が必要となる．

心肺蘇生時，致死的不整脈に対する用法としては，アミオダロン塩酸塩として300mg（1Aは150mg）または5mg/kgを20mLに希釈し静脈内へボーラ

表1 雄ラットにおける14 C-アミオダロン塩酸塩単回静脈内投与72時間後の組織内放射能濃度

組織/器官	放射能濃度（MBq/g）	投与量に対する放射能量割合（%）
血液	9.25 ± 6.66	0.029 ± 0.017
肺	355.9 ± 340.4	0.20 ± 0.18
肝臓	532.8 ± 247.9	1.78 ± 0.73
脂肪	799.2 ± 577.2	0.39 ± 0.30

（平均値± S.D.）

ス投与し，持続投与する場合には 150mg または 2.5mg/kg を 10mL に希釈し追加投与する．ここで注意しなくてはいけないのは，
  ①急速静注を行うこと
  ②希釈は 5%ブドウ糖液で行うこと
である．生理食塩水での希釈は沈殿を起こしてしまうため，迅速投与を必要とする際に「アンカロン® が溶けない!!」という事態が起こりうる．持続投与の際にも希釈液に生理食塩水は使えない．

抗けいれん薬のフェニトイン（商品名アレビアチン®）は，50mg/min を上回る速度の投与で低血圧や不整脈，心停止の報告があるため，投与時にはモニター管理が望ましい．さらに血管刺激性も強く，血管痛や静脈炎も少なくない．それゆえに，十分に希釈をして長時間かけて注入すればよいと思われがちである．しかしフェニトインは pH 12.73 にも及ぶ強アルカリ性であり，安易に pH の低い糖含有輸液や，1 アンプルあたり 100mL より多くの生理食塩水で希釈すると析出が起こる．極度に緩徐に投与すると回路閉塞が生じる．一方で，急速ボーラス投与は禁忌であり，1A を 15 〜 30 分程度で注入すべきである．

なお，フェニトインの欠点をカバーしたのがフェニトイン前駆体のホスフェニトインである．pH も 8 〜 9 と調節されており，様々な輸液に希釈して投与もできる．しかし，薬価がフェニトインの約 50 倍（6,299 円 /V）と非常に高額であるため，一般的には血管炎を起こしやすい患者などで使用を考慮する．

【文献】
 1) アンカロン注 150．医薬品インタビューフォーム．改訂第 5 版．日本標準商品分類番号 872129．

〈加藤之紀　小尾口邦彦〉

薬剤関連 Ⅲ. 配合その他

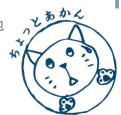

2. 持続ヘパリン投与量の決定に ACT 値を用いる

　ヘパリンを持続投与する患者において，ACT（activated clotting time：活性化凝固時間）値モニタリングをルーチンワークとする施設は多いのであろう．持続血液浄化療法を施行中，「ACT はきれいに伸びているのに CRRT ヘモフィルターが閉塞する」現象に悩まされることはないだろうか？　回路閉塞はさまざまな因子により起こるので問題は血液凝固とは限らないが，「そもそも ACT を指標としてよいのか？」を想起したい．

a. ACT とは？
　最もシンプルな血液凝固時間として全血凝固時間がある．採血した静脈血を 30 秒ごとに傾けて流動性がなくなったら凝固時間とするものであるが，固まるのに平均で 10 分，長い患者では数倍に及ぶため忙しい現場に適しない．血液にセライトなどの活性化剤を加えて固まりやすくし測定するのが ACT である．体外循環回路運転時に用いられることが多い．体外循環回路は異物であり，血液が凝固することなく回路を循環するためのベッドサイド簡易モニタリングのために開発されたのが ACT である．現在日本では 3 社から ACT 測定装置が販売されているが，歴史がありシェアの高いヘモクロン（平和物産）を本稿においては扱う．

b. ACT が抱える問題
1）未分画ヘパリンの抗凝固作用評価指標としての ACT と APTT（活性化部分トロンボプラスチン時間）の相関関係
　近年，低用量・高用量ヘパリン使用にかかわらず ACT と APTT の相関関係は乏しいと強調される．「多くの患者において相関関係がみられるが一部の患者にはまったくない」が筆者の印象である．実際，それを示す研究結果もある（図 1）．

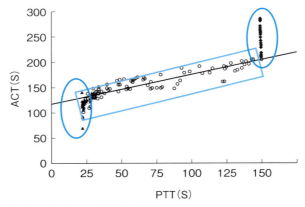

図1 ▶ ACT と APTT の相関関係
多くの患者において相関関係がみられる（四角）が，一部（相当数）の患者においてまったく相関関係がない（楕円）．
(Bowers J, et al. Clin Cardiol. 1994; 17: 357-61)

①低用量ヘパリン投与時（例：CRRT運転）

ACT測定機器ヘモクロンJr. シグニチャーはJACT-LRとJACT+の2種類のカートリッジがある．低用量用カートリッジとしてJACT-LRが推奨されているが，それを用いてもAPTTの方が信頼度が高い．

②高用量ヘパリン投与時（例：心臓手術における人工心肺運転）

人工心肺運転時には一般にACT≧400秒をめざす．ACT≧400秒をめざす高用量ヘパリン投与時APTTは測定上限を超えており，使用できない．ヘモクロンJr. シグニチャーにおいて，高用量用カートリッジとしてJACT+が推奨されている（表1）．

表1 ヘパリンとACT・APTT

ヘパリン投与量	目的	信頼性
低用量	透析・CRRT運転・ECMO/肺塞栓治療・DVTなど血栓予防など	APTT ≫ ACT
高用量	心臓手術・冠動脈インターベンション	ACT ≫ APTT

ECMO: extra corporeal membrane oxygenation
DVT: deep vein thrombosis

2) 以前のACT測定機器と現在の測定機器の数値の継続性が保たれていない

かつてほぼすべての施設で使用されたヘモクロン401（現在も使用する病院・病棟少なからずあり）は2mLの血液を入れたスピッツを回転させ，スピッツ内血液が凝固する時間を測定した．現在主力のヘモクロンJr. シグニチャーは，細い管に導いた血液をエアで前後させ，血液の流動性の変化をみている．また，実測より早く測定する予測方式である．測定方法がまったく違うため，401とJr. シグニチャーの数字を同じACT値と捉えてはならない（メーカー自体，数値が違うことを認めている）．各施設でヘモクロン401用に作られた「ACTによるヘパリン指示表」といった指示表はヘモクロンJr. シグニチャー用に作り直さなければならない．筆者の感覚としては，ヘモクロン401ACT＝ヘモクロンJr. シグニチャーACT−20である．

c. 未分画ヘパリンが抱える問題

未分画ヘパリンは感受性に個人差がある．APTTを1.5倍にのばすのにヘパリン35,000単位/日を要するときをヘパリン抵抗性とよぶ．筆者の経験としては，ヘパリン抵抗性を有する患者は決して少なくない．また，目標濃度に達するのに時間を要するため開始時ボーラス投与を必要とすること，持続投与すると半減期がのびること，副作用としてヘパリン起因性血小板減少症があることはおさえたい．

ヘパリン感受性に大きな個人差があり，その効果のモニタリングとしてのACTの信頼性が問われる今，筆者施設では手間がかかるがヘパリン開始早期は，こまめにAPTTを測定することとしている．

【文献】

1) De Waele JJ, et al. Intensive Care Med. 2003. PMID [12594595]
2) 小尾口邦彦．ER・ICU診療を深める リアル血液浄化．中外医学社．2015．

〈小尾口邦彦〉

薬剤関連　Ⅲ. 配合その他

3. 新薬に安易に飛びつく

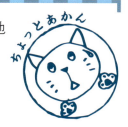

　「鉄は熱いうちに打て」という．医師の教育においてもまったく同じであると感じる．医師は，卒後5年目ぐらいまでの時期に指導を受けた上級医の影響を，良きにつけ悪きにつけ受ける．筆者自身，若い医師との会話中，「あ，研修医時代教わった鬼軍曹〇先生が教えてくれたことと同じことを自分がいっている」と感じるときがある．トークだけでなく診療行為も"遺伝"する．たとえば発熱に対して安易に解熱薬を使う上級医の背中をみていた若い医師の多くは同じ行為をするようになるかもしれない．

　新薬使用についても同様で，「新薬大好き，すぐ使おう！！」という医師の教育を受ければ新しい薬にすぐにとびつきやすい医師になりやすく，「クスリはリスク，ある程度評価が定まってから使う」と教育を受ければ新薬に慎重な医師になりやすいであろう．

　発売当時大スター薬であったガチフロ®のたどった経過は筆者の記憶に強く残る．以下に紹介しよう．

ガチフロ®（ガチフロキサシン）
　日本で開発され大型新薬として海外製薬会社に供与され，日本に先駆けて1998年アメリカ，2001年ドイツで承認された．
　2002年6月　広範囲経口ニューキノロン薬として国内発売，今でいうレスピラトリーキノロン（呼吸器系感染症用キノロン薬）の走りであり「外来で肺炎治療ができる」と期待された．発売時点ですでに先に導入された海外で糖尿病患者の一部における低血糖・高血糖が報告されており「糖尿病患者に慎重投与」とされた．
　筆者は早い時期にライバル企業MRから，「海外で低血糖の報告があり要注意ですよ」と教えてもらった．「ライバル企業に聞け」作戦である．筆者が担当するERにおいては，「患者が本当に糖尿病でないか？」など自己

申告ではわかりようがないので使用しないこととした．

筆者知人呼吸器内科医師「いい薬なんだから，糖尿病患者を避けて使用すればいいやん」．

筆者はリスク回避が最大のリスク管理だと考えていたので「医師によって薬への考えにこんなに違いがあるのか．」と強く感じたことを覚えている．

2003年3月　市販後調査でガチフロ®との関連性が否定できない低血糖・高血糖の報告があり緊急安全情報がだされ，糖尿病患者への投与を禁忌とする添付文書改訂が行われた．その後，国内・国外とも販売はジリ貧状態となった．

2006年3月　NEJM誌に低血糖リスクのオッズ比4.3倍，高血糖リスクのオッズ比16.7倍と報告された．

2006年6月　販売不振を理由にアメリカでの販売中止．

2008年9月　糖尿病患者における血糖値異常の完全回避は不可能との判断で，日本での販売中止．

筆者が驚くのは，発売停止前の2008年3月期でも薬価ベースで35億円の売り上げがあったことである．異常血糖値の問題が広く知られても使い続ける国内医師の神経をタフネスとよんだらよいのか鈍感とよんだらよいのか…．

薬は発売されるとき当然最も熱心なプロモーションが行われる．発売時点は「その薬の効能が高らかに宣伝される」が「実際には副作用が出ないかメーカーもひやひやしており」「効能についても手探り状況であり」，数年で多くの薬のプロモーションの強調ポイントは刻々と変わる．はじめの評価は剥がれおちて消えてゆく薬は珍しくない．

2014年，新しいタイプの糖尿病薬SGLT（sodium-dependent glucose transporter）-2阻害薬4剤が相次いで承認された．SGLT-2は腎臓近位尿細管に局在し，SGLT-2阻害薬によりブドウ糖の再取り込みを抑制し，糖の尿中排泄を促進・血糖値を低下させる．インスリン非依存性に血糖降下作用を発揮するので，インスリンでみられる副作用が発現しにくいと当初いわれたが…2014年10月までの中間報告でSGLT-2阻害薬3剤において5人もの死亡が報告された．甘くない．

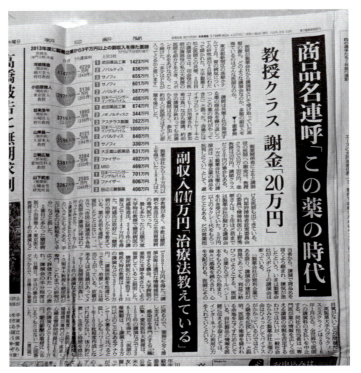

図 1 ▶ 朝日新聞記事 2015 年 4 月 1 日朝刊
（朝日新聞社より許可を得て転載）

2015 年 4 月，製薬会社が支払いした講師謝礼（2013 年度）を朝日新聞が個人別に独自集計し発表した（図 1）．上位 1 〜 4 位は糖尿病専門医であった．GLP-1（glucagon-like peptide-1）アナログ製剤・DPP-4（dipeptidyl peptidase-4）阻害薬など糖尿病新薬ラッシュはこのような現象を生んだのだ．

筆者施設には，新薬は発売 1 年経過しないと原則採用しないルールがある．このルールに不快を示す医師もいるが，筆者は「1 つの立派な見識」であると考える．

【文献】
1) Park-Wyllie LY, et al. N Engl J Med. 2006. PMID［16510739］

〈小尾口邦彦〉

COLUMN ❿

薬剤情報を適切に受け入れるには？

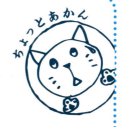

　車の上手な買い方をご存知だろうか？
　あなたがト○タの新車 A に興味があったとしよう．いきなりト○タのショールームに行き「この車，いいっすよねー．」という買い方は，もちろんお金持ちで"粋な人"にはありかもしれない．「新機能 B によりすばらしいドライビングフィールが楽しめますよー」などの説明を受け，ますますファンになることは間違いない．販売担当者の頭には契約書にサインするあなたの姿が浮かんでいるであろう．
　しかし，"お得に買いたい"のであれば，まず行くべき場所はマ○ダなりホ○ダのショールームであり，するべきことは「ト○タの新車 A，いいっすよねー．一応，御社の製品もみにきました．」ということである．おそらく，即座に新車 A の抱えている問題をこと細かに知ることができる．「新機能 B は実は○○という問題があって，必ずしも業界内では評価されていないんですよー．」等々．ときに，「あの機能は確かによくできているんですよねー．」と聞けたらもちろん新車 A は"買い"である．
　ちなみに，「ライバルに聞け」作戦は家の上手な買い方・生命保険の上手な選び方等々に応用できる．
　医薬品においてもまったく同じである．「MR は自社製品のよいことしかいわない」という発言をよく聞くがそれは当然のことである．読者の皆さんの職業が MR であるとしよう．自社製品の都合の悪いことをいわず，ストロングポイントを強調するのは当然のことである．筆者も MR であれば同じプレゼンをする．
　MR のプレゼンのどこに問題があるか，医師として駆け出しの時期はわかりづらいかもしれない．ライバル製品をもつライバル社 MR に聞いてみよう．かなりコアな話を教えてもらえるケースが多い．MR にこちらがポイントを絞った質問をすると，おいしい関連論文がたちどころに提示される．担当 MR がわからなければ会社に持ち帰って検討され返事が返ってくる．彼らにとって都合が悪いであろう情報も提示されることが多い．

要は医師が「あの MR はダメだなー」と値踏みするのと同様に，MR も「この医師はプレゼンをそのまま受け止める」「この医師は気合を入れて答えないと怖い」など値踏みされているのである．

　医薬品のみならず医療機器においても同様である．血液浄化用ヘモフィルター（CHDF などに用いるカラム）C 製品の売り込みをうけたら，ライバル社に聞いてみよう．C 製品の担当者の説明とは違う内容が聞け，さらに C 製品のことが理解できる．MR は何の略であるかご存知だろうか？ medical representative の略であり医薬情報担当者と訳される．「彼らの情報収集能力を活用すべし!!」なのである．ときとして，MR に横柄な態度をとる医師がいるが感心しない．筆者は MR から接待を受けるのは好きではなく，いわゆる"接待"は研修医の頃，先輩医師に連れられお付き合いでした記憶しかない（接待は 2012 年から禁止）．しかし，MR から情報を得る機会は大事であると考える．

　得た情報をそのまま受け取ってはならないのは，○○研究会（実際には製薬会社がスポンサー）も同様である．筆者もときとして発表の機会をいただくことがあるが，失礼ながら○○研究会であっても「人様の前で発表する以上，恥ずかしいことはできない．貴重な時間をつぶして参加してもらっているのでお土産（知識）を持って帰ってもらいたい．」と必死で勉強し当日に臨む．多くの発表者も同様であろう．ただし気をつけなければならないのは，発表者には，①まったくスポンサーを気にしない，②少しスポンサーに配慮する，③かなりスポンサーに配慮する，④スポンサーと一体化する，の 4 つのスタイルがあることである．ひどい発表者は，スポンサーによって内容を使い分けることすらある．発表者がどのスタイルであるのかを見抜くのはなかなか難しいかもしれない．④を見抜くコツを提示しよう．スライドがアニメーションなどであふれていて素人レベルでないケースは④であることが多い．スポンサー会社社員がお手伝いをしているのである．

〈小尾口邦彦〉

索 引

■ あ行

悪性症候群	242
アスピリン喘息	244
アミオダロン	249
アムホテリシン B	172
アルカローシス	88
アルコール依存症	35
アルコール性ケトアシドーシス	36
アルコール離脱せん妄	147
アルブミン	248
補充	197
アレビアチン	250
意識障害	7, 136
胃洗浄	38
一次性頭痛	4
一酸化炭素中毒	95
胃内残渣量	213
医療ガス	101
インスリン	205, 207, 225
ウォータートラップ	102
うっ血性心不全	232
エアトラップ	99
汚染菌	159
オタワ SAH ルール	140

■ か行

外傷性脳挫傷	191
加温加湿器	101
拡張期血圧	45
過剰検査	54
風邪薬	40
肩枕	75
片麻痺	136
脚気心	37
活性化凝固時間	251
活動型せん妄	141
カテーテル関連血流感染症	148, 157, 158
カテーテル関連尿路感染症	60, 158
化膿性脊椎炎	176
カプノメータ	77
カリウム	246
観血的動脈圧モニタリング	45, 70
カンジダ	167, 171
肝性脳症	222
感染性腸炎	162
感冒	40
気胸	79
器質性脳疾患	7
偽性低 Na 血症	228
気道の保護	92
急性腎不全	201
急性膵炎ガイドライン	219
急性大動脈解離	12, 136
急性虫垂炎	24
急性尿細管壊死	203
急性腹症	33
胸腔ドレーン	115
橋中心髄鞘崩壊症	188
共同偏視	8
胸部 X 線	56, 79
クーリング	50
クエチアピン	243
くも膜下出血	136, 139, 191
クリアランス	179
グリセオール	248
グルタミン	214

クロルヘキシジン	62, 148, 150
経胃経管栄養	213
経口ステロイド	244
経口補液療法	195
軽症頭部外傷	134
ガイドライン	2
経静脈輸液	194
経腸栄養	213, 214
ケイツー	240
血液ガス分析	72
血液培養	159
血管カテーテル関連血流感染症	73
血管内容量不足	189
血管留置カテーテル関連感染症	155
血中総白血球数	153
血中乳酸値	118
血糖	
コントロール	207
測定	210
解熱薬	43
解熱療法	51
下痢	22, 162
ゲンタマイシン軟膏	66
高Cl血症	182
高Cl性アシドーシス	182
高アンモニア血症	222
抗潰瘍薬	216
抗菌薬	178
口腔ケア	62
抗けいれん薬	43
抗真菌薬	166
抗てんかん薬	223
喉頭展開	75
呼気CO_2	77
呼吸数	48
呼吸性アルカローシス	88
呼吸不全	106
コルチゾール	180
コンタミネーション	159

さ行

採血検査	54
細胞外液	189
再膨張性肺水腫	115
細胞内液	189
左室前負荷	123
サンフォード感染症治療ガイド	178
失神	10, 136
自発眼振	18
市販薬	41
収縮期血圧	45
重症急性膵炎	219
重症敗血症	180
修正3日ルール	163
重炭酸ナトリウム	90
術後感染症	165
消化管出血	216
静注ステロイド	244
消毒薬	64
小児患者の輸液	185
静脈血液ガス	72
食物繊維	214
ショック	129, 131
腎機能	237
真菌感染症	166
心筋梗塞	136
心係数	119
人工呼吸	103
人工呼吸器からの離脱	106
人工呼吸器関連肺炎	62
人工鼻	101
深在性真菌症	166
腎前性	203
浸透圧性脱髄症候群	188
心不全	121
腎不全	178
新薬	254
頭痛のクリニカルシナリオ	5

ステロイド	244
ステロイドパルス療法	181
ストレス潰瘍	216
生理食塩水	182
赤血球濃厚液輸血	231
セレネース	242
セロクエル	243
全身性炎症反応症候群	151, 235
喘息	99
せん妄	141, 143, 146, 242
挿管	75
創感染予防	66
相対的副腎不全	180
創部処置	66

▌た行

第3世代セフェム系経口抗菌薬	174
体温低下	52
対光反射	7
代謝性アシドーシス	90
代謝性脳疾患	7
大量輸液	220
脱水	189, 194, 232
注視方向性眼振	18
中心静脈圧	123
カテーテル	157
カテーテル関連血流感染症	156
中心性塩類喪失症候群	191
鎮静	103
低一回換気量	97
低 Na 血症	185, 187
低アルブミン血症	197
低体温	52
低張液	185
低用量ドパミン	201
電解質異常	187
頭位眼反射	8
瞳孔の大きさ	7
糖尿病	205

糖尿病性ケトアシドーシス	225
頭部外傷	1, 133
動脈血液ガス	72
動脈ライン	73
ドパミン	131
ドレーン	68

▌な行

二次性頭痛	4
乳酸クリアランス	118
乳酸値	72
尿路感染	223
妊娠	29
妊娠反応検査	30
熱性けいれん	15, 43
脳神経外科的介入	134
ノルアドレナリン	131

▌は行

肺エコー	79
肺炎予防	62
敗血症性ショック	91, 176, 180
肺コンプライアンス	106
肺塞栓	20, 136
バイタルサイン	48
肺動脈カテーテル	119
肺動脈楔入圧	119
肺動脈塞栓症	12, 14
肺保護戦略	97
播種性血管内凝固症候群	233
発熱	50, 58
バルプロ酸	223
ハロペリドール	242
非観血的動脈圧測定	46
ヒスタミン H_2 受容体拮抗薬	216
非ステロイド性抗炎症薬	236
ビタミン B_1	35
非特異的腰痛	27
皮膚消毒薬	64, 148

貧血	229
フェイスマスク	109
フェニトイン	250
フォロー CT	133
復温	53
腹痛	33
腹部コンパートメント症候群	219
ブスコパン	33
フロセミド	199
プロタミン	239
プロトンポンプ阻害薬	216
平均血圧	45
ベッドサイド型簡易型血糖測定器	210
ヘパリン	70, 239, 251
ヘパリン起因性血小板減少症	70
片頭痛	4
診断基準	5
ベンゾジアゼピン	143
便培養	162
膀胱留置カテーテル	60
放射線被曝	1, 15
乏尿	199
発作後状態	10
ポビドンヨード	64, 148, 150

ま行

末梢温度	128
末梢血管拡張	128
末梢血管抵抗係数	119
慢性貧血	231
ミカファンギン	172
3日ルール	162
メイロン	248
めまい	17

や行

薬剤性 Parkinson 症候群	242
薬剤性高 K 血症	246
薬剤性低 K 血症	246
薬物解熱	50
薬物大量内服	38
輸液療法	123
腰痛	27

ら行

リーク	109
リスペリドン	242
離脱せん妄	146
リンゲル液	182
ルーチンフォロー CT	133
ループ利尿薬	199
冷却解熱	50

わ行

ワルファリン	240

A

ACS (abdominal compartment syndrome)	219
ACT (activated clotting time)	251
ADH 不適合分泌症候群	191
AKA (alcoholic ketoacidosis)	36
ARDS (acute respiratory distress syndrome)	84
auto PEEP	99

B

β-D グルカン	166, 171
B-line	81
BRAT (bread, rice, apple, toast)	196

C

CAUTI (catheter associated urinary tract infection)	60
CLABSI (central line-associated bloodstream infection)	156
Clostridium difficile 感染症	22

commet tail artifact	80, 81	HIT (heparin induced thrombocytopenia)	70
COPD (chronic obstructive pulmonary disease)	99		
CO 中毒	95		
CPM (central pontine myelinolysis)	188		

I

		ICU 症候群	141
CRBSI (catheter-related bloodstream infection)	148, 155, 157, 158	IVC (inferior vena cava)	125
		IVH (intravenous hyperalimentation)	212
CRP (C-reactive protein)	164		

L

CRUTI (catheter related urinary tract infection)	158	lung sliding	81

M

CSWS (cerebral salt wasting syndrome)	191	Ménière 病	19
CVP (central venous pressure)	123, 125	MR (medical representative)	257, 258

D

N

D-dimer	20	Na 負荷	248
DIC (disseminated intravascular coagulation)	233	NIBP (noninvasive blood pressure)	46
DKA (diabetic ketoacidosis)	225	NPPV (noninvasive positive pressure ventilation)	108, 112
DNAR (Do Not Attempt Resuscitation)	31	NSAIDs (non-steroidal anti-inflammatory drugs)	236

F

O

FENa	203	ODS (osmotic demyelination syndrome)	188
fever workup	58	OTC (over-the-counter products)	41

G

GFO (glutamine-fiber-oligosaccharide enteral formula)	214

P

H

Hagen-Poiseuille の法則	129	$PaCO_2$	88, 97
HFpEF	121	PAD ガイドライン	144
HINTS	17	PAD ケアバンドル	103
HIT (head impulse test)	18	PAS (Pediatric Appendicitis Score)	24

PLR (passive leg raising test) 126
postictal state 10
PPV (pulse pressure variation) 126

Q

QT延長症候群 242
quick SOFA 152

R

red flag sign 28

S

Sepsis-3 152
SIADH (syndrome of inappropriate secretion of antidiuretic hormone) 191
SIRS (systemic inflammatory response syndrome) 151, 235
sniffing position 76
SpO_2 48, 94
Stanford A型 136
Surviving Sepsis Campaign Guideline 219
SVV (stroke volume variation) 126

V・W

VAP (ventilator associated pneumonia) 62
VILI (ventilator induced lung injury) 97
Wells score 20
Wernicke-Korsakoff症候群 36

ER・ICU 100 の don'ts
明日からやめる医療ケア　Ⓒ

発　行	2016 年 12 月 15 日　　1 版 1 刷
	2017 年 2 月 20 日　　1 版 2 刷

総編集　志馬伸朗（しめ　のぶあき）
編　集　小尾口邦彦（こおぐち　くにひこ）
　　　　江木盛時（えぎ　もりとき）
　　　　石丸裕康（いしまる　ひろやす）
　　　　大下慎一郎（おおしも　しんいちろう）

発行者　株式会社　中外医学社
　　　　代表取締役　青木　滋
　　　　〒 162-0805　東京都新宿区矢来町 62
　　　　電　話　　03-3268-2701（代）
　　　　振替口座　00190-1-98814 番

印刷・製本/有限会社祐光　　　　＜ MS・YT ＞
ISBN978-4-498-06686-1　　　　Printed in Japan

〈JCOPY〉＜(社)出版者著作権管理機構 委託出版物＞
本書の無断複写は著作権法上での例外を除き禁じられています．
複写される場合は，そのつど事前に，(社)出版者著作権管理機構
（電話 03-3513-6969，FAX 03-3513-6979，e-mail: info@jcopy.
or.jp）の許諾を得てください．